DES AFFECTIONS

BLENNORRHAGIQUES

Paris. — Imprimerie de L. Martinet, rue Mignon, 2.

DES AFFECTIONS

BLENNORRHAGIQUES

LEÇONS CLINIQUES

PROFESSÉES A L'HOPITAL DU MIDI

PAR

LE Docteur CULLERIER

Chirurgien de l'hôpital du Midi, membre de la Société de chirurgie,
chevalier de la Légion d'honneur, etc.

Rédigées et publiées

Par le Docteur Eugène ROYET

Ancien interne des hôpitaux de Paris.

REVUES ET APPROUVÉES PAR LE PROFESSEUR

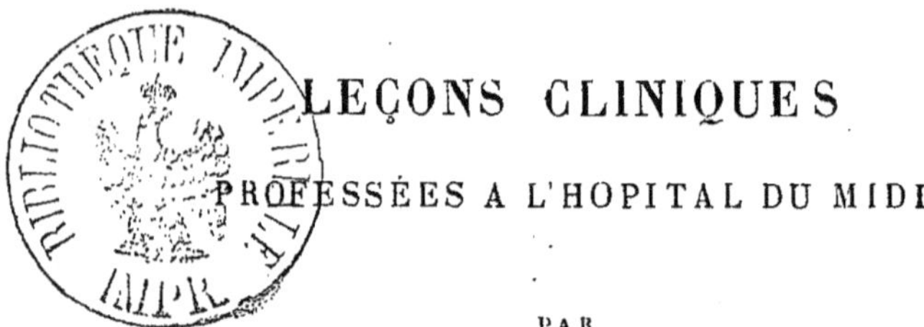

PARIS

ADRIEN DELAHAYE, LIBRAIRE-ÉDITEUR

PLACE DE L'ÉCOLE-DE-MÉDECINE, 23

1861

[illegible]

[illegible]

[illegible]

[illegible]

[illegible]

[illegible]

LEÇONS CLINIQUES

SUR

LA BLENNORRHAGIE

En commençant ces conférences cliniques, je pourrais, à l'exemple de la plupart des professeurs ou des auteurs qui se sont occupés de syphilographie, vous présenter une division des maladies vénériennes en deux grandes sections, l'une comprenant les maladies vénériennes virulentes et diathésiques, l'autre celles qui sont simples et qui ne constituent qu'un accident local avec ou sans complications, mais qui n'ont pas de retentissement général ultérieur. Il ne me paraît pas nécessaire de suivre cette marche, et je suis convaincu qu'à mesure que nous avancerons dans l'étude de la syphilis, à mesure que nous examinerons la nature de chaque symptôme, vous en saisirez mieux les caractères particuliers, les traits distinctifs, et les lignes de démarcation de la classification que j'indique s'établiront d'elles-mêmes.

J'entre donc immédiatement en matière par l'un des accidents vénériens dont vous observez en ce moment

1

dans nos salles un bon nombre de complications, je veux parler de la blennorrhagie ; mais, avant tout, ici une division me semble utile.

La blennorrhagie, en effet, doit être étudiée séparément chez l'homme et chez la femme. Cette nécessité résulte de la différence de structure et de forme des organes génitaux des deux sexes, qui sont le siége presque exclusif de la maladie. Nous verrons que la même division n'est pas nécessaire pour l'étude de la vérole, dont les manifestations sont les mêmes chez l'homme et chez la femme.

PREMIÈRE PARTIE

DE LA BLENNORRHAGIE CHEZ L'HOMME.

D'une manière générale, on peut dire que la blennorrhagie est caractérisée par l'inflammation de la surface
interne du canal de l'urèthre, avec écoulement purulent
par le méat, et douleur plus ou moins vive au passage
de l'urine.

On l'a appelée longtemps *gonorrhée*, et ce nom est
même encore assez répandu, bien qu'il donne une fausse
idée de sa nature, puisqu'il est tiré des mots grecs, γονὴ,
semence, et ῥέω, *je coule*. Cette dénomination est plus
spécialement employée par ceux qui la confondent avec
la vérole (*gonorrhœa virulenta, maligna*).

Les Anglais la désignent sous le nom de *clap*, du
vieux mot français clapier, pour indiquer les mauvais
lieux où on la contractait.

Le vulgaire, qui ne cherche pas de périphrase pour
exprimer sa pensée et qui la rend souvent par des images
heureuses, l'appelle *chaudepisse*, à cause de la douleur

qui se fait sentir pendant la miction. C'est bien la dénomination la plus vraie. Il varie quelquefois son langage et la nomme *coulante*, *échauffement*, etc.

Le mot *blennorrhagie*, dénomination employée la première fois par Swédiaur, et que nous mettons en tête de ce chapitre, ne donne pas certainement une idée exacte de la maladie ; il signifie écoulement de mucus (βλεννα, *mucus*, ρέω, *je coule*); or, comme on le verra plus tard, l'inflammation uréthrale s'accompagne d'une sécrétion véritablement purulente ; nous le conserverons néanmoins, parce qu'il est généralement adopté.

HISTORIQUE. — Avant d'aller plus loin, jetons un rapide coup d'œil sur les différentes phases que son histoire a dû parcourir pour arriver jusqu'à nous, et voyons comment la blennorrhagie a été considérée à diverses époques, soit avant, soit depuis l'épidémie du XVe siècle.

On l'a dit depuis longtemps, et il est encore bon de le répéter, la blennorrhagie est vieille comme le monde ; c'est un fait incontestable et aujourd'hui presque universellement reconnu. Nous en trouvons la preuve dans les lois établies par Moïse et les conseils qu'il donne pour s'en préserver. En lisant les passages suivants du *Lévitique* (chap. XV), on en aura la certitude, si l'on veut bien se rappeler que Moïse regardait la blennorrhagie comme un *fluxus seminis :*

« Vers. 2.—Vir qui patitur fluxum seminis immundus
» erit.

» Vers. 3.— Et tunc judicabitur huic vitio subjacere,
» cum per singula momenta adhæserit carni ejus, atque
» concreverit fœdus humor.

» Vers. 7. — Qui tetigerit carnem ejus, lavabit ves-
» timenta sua : et ipse lotus aquâ, immundus erit usque
» ad vesperum.

» Vers. 10. — Et quidquid sub eo fuerit qui fluxum
» seminis patitur, pollutum erit usque ad vesperum. Qui
» portaverit horum aliquid, lavabit vestimenta sua ; et
» ipse lotus aquâ, immundus erit usque ad vesperum.

» Vers. 11.— Omnis, quem tetigerit qui talis est, non
» lotis ante manibus, lavabit vestimenta sua : et lotus
» aquâ, immundus erit usque ad vesperum.

» Vers. 12.—Vas fictile quod tetigerit, confringetur :
» vas autem ligneum lavabitur aquâ. »

Moïse recommandait également les ablutions aux
femmes qui avaient leurs règles et qui venaient d'accou-
cher; ces femmes étaient pour lui impures, et tout commerce avec elles était dangereux.

Toutes ces précautions hygiéniques dont le sage
législateur, appréciant bien la portée, avait fait des lois
politiques, ne sont-elles pas suffisantes pour prouver que
la blennorrhagie existait à cette époque? Le texte d'ailleurs paraît de la plus grande clarté.

Si maintenant nous passons aux auteurs classiques, nous voyons Hippocrate (*De naturâ muliebri*) parler longuement de la gonorrhée; il cite au nombre des causes de cette maladie, l'herpès, la lèpre, et même l'ardeur trop grande entre personnes parfaitement saines.

Celse (*De la médecine*, livr. IV, chap. xxi) la décrit avec le phimosis, et Galien (*Des endroits affectés*, livr. IV, chap. vi, et *Des causes des symptômes*, livr. III), sous le nom de *dysurie* et d'*ischurie*.

Avicenne l'attribue au passage trop fréquent du sperme.

Jean Harden, au xiv° siècle, donne, sous le nom d'*arsure*, une description exacte de la blennorrhagie. Il distingue celle qui occupe le gland et le prépuce et celle de l'urèthre, et il conseille, comme traitement, des injections et des bains de lait.

Dans tous les auteurs que nous venons de citer, on reconnaît bien la description de la gonorrhée. Mais nous arrivons au xv° siècle. Ici la confusion commence. Une maladie, alors inconnue, la vérole, ravage l'Europe. Beaucoup s'épuisent en arguments pour prouver qu'elle n'existait pas auparavant; et comme pour la plupart la blennorrhagie est syphilitique, l'origine ancienne de celle-ci est niée.

Cependant on discute, on écrit; quelques auteurs,

moins exclusifs, admettent deux chaudepisses, l'une simple, remontant à la plus haute antiquité; l'autre syphilitique, datant du xve siècle. C'est déjà un pas vers la distinction complète de la vérole et de la gonorrhée; et c'est à peu près l'opinion de tous les auteurs qui suivirent la fameuse épidémie de 1494, et parmi lesquels nous citerons : Alexandre Benedetto, de Vérone (1497), Jacques Romer (1498), Jacques de Bethencourt, Musa-Brassavole, Botal, Paracelse qui l'appelle *gonorrhœa francigena;* Jacques Mariana qui l'a décrite sous le nom d'*ardeur d'urine;* Arcolani, auteur italien, qui a dit, le premier, que les ulcérations du canal produisaient la blennorrhagie, et que l'on reconnaissait ces ulcérations au pus sanieux et mêlé de sang qui sortait par l'urèthre, ce qui est encore vrai aujourd'hui.

La liste serait trop nombreuse si nous citions les noms de tous ceux qui ont écrit sur la blennorrhagie. Contentons-nous de dire que c'est après Astruc que les deux maladies, vérole et gonorrhée, furent mieux étudiées, cependant encore avec des alternatives d'interprétation.

ÉTIOLOGIE. — *Contagion.* — C'est la cause principale et, sans contredit, la plus fréquente. Cette contagion est presque toujours directe, c'est-à-dire que, quand un homme vient vous consulter avec une chaudepisse bien franche, il y a cent à parier contre un qu'elle résulte d'un coït impur. Nous ne voulons pas dire pour cela que la contagion ne puisse être quelquefois médiate, comme le pense Swédiaur, quand il écrit (tome Ier, p. 61) : « Je ne doute point qu'en allant aux commodités, après un homme affecté de cette maladie, on ne s'expose à la gagner par le simple attouchement ou frottement du bout de la verge contre les parois, sur un endroit où il y aurait du mucus imprégné de ce virus. » — Et, comme le croyait Moïse, quand il regardait comme impur tout ce qui avait touché l'homme atteint de gonorrhée (1).

On prend bien une ophthalmie en portant à l'œil une main souillée, pourquoi n'en serait-il pas de même, si un homme, après un attouchement impur, porte la main à sa verge ? Nous pensons seulement que ces cas doivent être excessivement rares.

Parlerons-nous, enfin, de ces prétendues blennor-

---

(1) *Lévitique*, loc. cit.

. . . .
. . . .

« Vers. 4. Omne stratum in quo dormierit, immundum erit, et » ubicumque sederit.

» Vers. 5. Si quis hominum tetigerit lectum ejus, lavabit vesti-» menta sua : et ipse lotus aquâ.

» Vers. 6. Si sederit ubi ille sederat, et ipse lavabit vestimenta » sua : et lotus aquâ, immundus erit usque ad vesperum. »

. . . .
. . . .

rhagies gagnées par ingestion de pus blennorrhagique dans le tube digestif? Je vous crois trop au courant de la saine physiologie pour admettre semblable cause.

Irritants. — Ils sont nombreux : sous ce nom, nous comprenons tous les agents ayant une action directe et locale sur le canal de l'urèthre. C'est la *masturbation*, il y en a des exemples certains; l'*abus du coït* entre personnes parfaitement saines du reste; c'était déjà vrai au temps d'Hippocrate; la *malpropreté*, entretenue par un limbe trop étroit; le *cathétérisme*, les sondes à demeure ; les *injections irritantes* dans un urèthre sain, comme Swédiaur l'a expérimenté sur lui-même avec de l'alcali volatil; tous les *écoulements* des femmes, tels que les *flueurs blanches*, ressource assez commode pour les femmes qui veulent se disculper; le liquide sanieux qui sort d'un utérus cancéreux : ce fait est hors de doute, et nous avons vu des hommes prendre une chaudepisse toutes les fois qu'ils avaient des rapports avec leur femme atteinte de cancer de la matrice ; les *lochies ;* les *règles ;* et, à ce propos, je dois vous dire que ce n'est pas pendant les règles que la blennorrhagie est à craindre, mais un ou deux jours avant leur apparition ou vingt-quatre à quarante-huit heures après qu'elles ont disparu. Dans le temps qui précède ou qui suit les menstrues, il y a toujours, en effet, un peu d'acrimonie du mucus vaginal. Cette âcreté des liquides, que les femmes apprécient quelquefois, cesse quand les règles se sont établies. Enfin, le *pus* d'un chancre peut parfaitement agir seulement comme irritant et ne donner qu'une blennorrhagie.

Aliments. — Les irritants locaux ne sont pas les seules causes de la blennorrhagie. Quelques auteurs ont prétendu que certains aliments pouvaient la déterminer et ils ont accusé surtout l'usage prolongé des asperges. Nous ne partageons pas cette croyance. Les asperges n'aggravent pas les écoulements blennorrhagiques, et, à plus forte raison, ne les produisent pas. C'est une vue spéculative qui a fait dire le contraire ; malgré l'odeur qu'elles transmettent à l'urine, elles n'en augmentent pas l'âcreté.

Boissons. — Certaines boissons ont en revanche une action réelle. Nous plaçons au premier rang la bière. Celle-ci agit surtout chez les personnes qui n'y sont pas habituées ; c'est ainsi que vous voyez les étrangers, qui voyagent dans les Pays-Bas et l'Allemagne, où il se fait une si énorme consommation de bière, être pris de véritables blennorrhagies ; il n'y a rien là de bien surprenant, puisque tous les jours cette boisson augmente la blennorrhagie acquise. Le thé agit dans le même sens, mais moins fréquemment.

Médicaments. — Les médicaments qui ont le plus de retentissement sur les organes génitaux, ce sont les cantharides. Prises à l'intérieur, elles déterminent quelquefois des inflammations épouvantables de ces organes, qui peuvent même se terminer par gangrène. D'aussi fâcheux résultats ont été surtout observés sur des individus qui, dans le but de rappeler leur force génitale perdue ou affaiblie, en ingéraient une certaine quantité; mais ordinairement ces accidents sont moins graves et ne consistent qu'en un très doulourenx écoulement uréthral.

Les cantharides agissent également quand on les fait pénétrer dans l'organisme par la méthode endermique. Ainsi, nous avons vu un jeune homme n'ayant jamais eu de chaudepisse, et à qui l'on avait appliqué un vésicatoire pour une pleurésie, être pris de cystite et huit jours plus tard de blennorrhagie, avec écoulement jaunâtre et douleur très vive en urinant.

Il y a seulement une différence à noter entre cette blennorrhagie ainsi gagnée par l'usage des cantharides, c'est qu'elle suit une marche différente de celle de la blennorrhagie ordinaire, et qu'elle commence par les parties profondes du canal.

Causes internes. — Outre les causes précédemment étudiées, il en est d'autres qui, pour être moins fréquentes, n'en sont pas moins réelles : nous voulons parler des causes internes. Rejetée par quelques auteurs, leur existence pour nous n'est pas douteuse, et elle se manifeste chez l'enfant comme chez l'adulte.

Ainsi, à l'époque de l'évolution dentaire, on voit, chez les jeunes garçons et les petites filles, un écoulement,

en tout semblable à celui de la blennorrhagie, se faire
par la vulve ou l'urèthre; c'est qu'en effet, à cette
époque, les jeunes enfants sont en proie à une excitation
générale qui réagit sur toutes les muqueuses, et celles
des organes génitaux n'y font pas exception. Ce fait,
bien réel, doit être toujours présent à la pensée du
médecin-légiste, sous peine d'accuser injustement une
nourrice, ou toute autre personne appelée à soigner
un enfant alors sous l'influence de cette évolution naturelle.

Les vers sont quelquefois, dans le bas âge, la cause
indirecte d'écoulements, en ce qu'ils amènent des démangeaisons qui forcent les enfants à se gratter et à
irriter leurs organes génitaux.

Parmi les causes internes, nous trouvons chez les
adultes certaines dispositions diathésiques :

1° *Prédisposition dartreuse*. — Hippocrate, comme
je vous l'ai déjà dit, avait remarqué cette coïncidence,
et il regardait la lèpre et l'herpès comme pouvant produire la blennorrhagie. C'est un fait bien avéré de nos
jours qu'une dartre peut suppléer une gonorrhée, et
réciproquement, que celle-ci reparaisse quand l'affection cutanée est dissipée. Ce phénomène de substitution
se rencontre surtout dans les altérations aiguës de la
peau; ainsi, on a vu quelquefois un eczéma aigu remplacer un écoulement uréthral.

2° *Disposition furonculeuse*. — Au premier abord,

cela peut paraître extraordinaire, mais j'en ai des exemples irrécusables.

Il y a deux ans, je fus consulté par un confrère pour une éruption de cinq à six clous. Je le traitai tout simplement par des bains et des boissons émollientes. Les furoncles disparurent peu à peu, et le malade se croyait guéri quand il fut pris tout à coup d'une blennorrhagie (il n'en avait jamais eu auparavant). Il revint me voir, accusant sa maîtresse. J'examinai cette femme avec le plus grand soin et je trouvai les organes génitaux dans un état d'intégrité parfaite. La chaudepisse suivit sa marche habituelle et fut accompagnée de douleurs très vives. Le dix-septième jour de sa durée, un nouveau clou apparut avec une fièvre assez forte, et l'écoulement, encore très intense, s'arrêta net le lendemain. Pendant les dix-huit jours qu'il dura, j'examinai trois fois la femme et ne pus rien découvrir. Le surlendemain de sa disparition, ce médecin eut des rapports avec sa maîtresse, sans qu'il en résultât le moindre accident ni pour lui, ni pour elle.

Cette observation me paraît très concluante, et je pourrais citer d'autres faits analogues à l'appui de cette prédisposition furonculeuse, sans toutefois avoir la prétention d'en expliquer le mécanisme.

3° *Tempéraments.* — Enfin, nous devons dire, en terminant, qu'il y a des individus qui, sans qu'une disposition particulière de leurs organes génitaux en rende compte, contractent moins facilement la blennorrhagie que d'autres.

Siége. — Le siége de la blennorrhagie chez l'homme est le canal de l'urèthre. Mais quelle partie de ce canal occupe-t-elle? Les uns veulent que ce soit exclusivement la fosse naviculaire, d'autres la région la plus postérieure. Astruc en met le siége dans les glandes et les réservoirs.

« Dans la gonorrhée des hommes, dit-il, il coule de l'urèthre... une humeur séminale, non-seulement chaude, âcre, mordicante, mais encore en grande quantité. Il faut donc que les réservoirs qui contiennent la semence ou les humeurs séminales, et d'où elles sortent pour se répandre dans l'urèthre... soient mal affectés, ou tous, ou plusieurs, ou du moins quelques-uns d'entre eux, puisque c'est un axiome très certain que le *siége de la maladie est à l'endroit d'où coule une humeur viciée.*

» Or, ces réservoirs sont, dans les hommes, de quatre sortes : 1° les deux vésicules séminales ; 2° la prostate ; 3° les glandes de Cooper ; 4° enfin, les cellules répandues en grand nombre dans la face intérieure de l'urèthre (glandes de Littre). »

Astruc en fait ainsi quatre gonorrhées différentes, suivant le siége.

Les deux premières variétés sont trop exclusives et

la dernière est exagérée. Les glandes de Littre ne sont guère prises que dans ces écoulements chroniques, où l'on voit l'inflammation trouver un refuge au fond des cryptes uréthraux.

Quant à la prostate et aux glandes séminales et même aux glandes de Cooper, ce n'est qu'à titre de complication que leur inflammation doit être indiquée dans l'histoire de la blennorrhagie.

Le siége de celle-ci est ordinairement dans la partie la plus superficielle de la muqueuse uréthrale ; l'inflammation blennorrhagique aiguë n'occupe donc par conséquent que les orifices des follicules contenus dans son épaisseur et quelquefois seulement leurs culs-de-sac. Cette inflammation commence par la fosse naviculaire, gagne ensuite la partie moyenne du canal, et enfin atteint l'extrémité postérieure. Telle est l'expression exacte des faits et ce qu'il est permis à tout bon observateur de constater nettement.

Symptômes. — Je le dis tout d'abord, je n'admets pas d'incubation. Aussitôt après le coït suspect, l'infection commence ; seulement au début, les symptômes en sont si légers qu'ils passent inaperçus, et ce n'est que du troisième au quatrième jour qu'ils deviennent assez marqués pour attirer l'attention. Dans les cas d'apparition tardive de l'écoulement et avant que le malade éprouve quoi que ce soit dans l'urèthre, il n'est pas rare de voir les ganglions inguinaux se gonfler et devenir douloureux. Cela ne démontre-t-il pas qu'il y avait déjà dans la muqueuse du canal un travail morbide qui n'a pu être constaté, et ce début ne donne-t-il pas l'explication de ces blennorrhagies qui ne se seraient déclarées qu'après quinze, vingt jours, et même plus, après le coït ?

Il semble que l'irritation encore insuffisante pour se manifester par des phénomènes extérieurs est néanmoins assez prononcée pour agir sur les ganglions en relation avec elle.

En général, les phénomènes, sensibles du côté du canal, n'apparaissent que vers le troisième jour. Il n'est cependant pas extrêmement rare de voir une chaudepisse bien nettement établie le lendemain de la contagion.

Quoi qu'il en soit, voici comment la maladie s'annonce dans la grande majorité des cas : Un léger chatouillement, une démangeaison, ou quelques picotements se font sentir au bout de la verge ; la miction n'est pas encore douloureuse, mais bientôt le passage de l'urine amène une légère cuisson. Le pourtour du méat est un peu rouge ; en l'entr'ouvrant, on voit que les deux lèvres sont collées par une humeur grisâtre ou blanchâtre un peu gluante. Peu après, l'extrémité de la verge devient lourde, il y a de la tension et de la chaleur dans le gland, la douleur en urinant est plus vive et l'écoulement augmente.

La chaudepisse est déclarée.

A partir de ce moment, tous les symptômes prennent rapidement une plus grande intensité. Le gland se tend davantage; le méat est comme boursouflé; ses deux lèvres, gonflées, se renversent en dehors et quelquefois même s'ulcèrent par excès d'inflammation; elles laissent s'écouler, quand on les presse ou même sans cela, un liquide qui, d'abord blanc, devient jaunâtre, jaune-verdâtre et même tout à fait vert, c'est-à-dire que, primitivement muqueux, il passe ensuite à l'état de muco-pus, puis de véritable pus, en augmentant successivement de consistance. Ce liquide est quelquefois si abondant qu'on le voit tomber goutte à goutte. Il tache la chemise du malade en jaune-clair, jaune-foncé, ou même en vert, suivant la période qu'a atteinte l'inflammation, et il empèse le linge presque à la façon du sperme. Quelquefois il est mélangé de stries sanguines, ainsi qu'on le constate dans les coryzas très violents; d'autres fois il est comme rouillé. Dans quelques circonstances, ce sont de véritables gouttes de sang; mais ces hémorrhagies sont assez rares dans la chaudepisse ordinaire et ne s'observent pas, en général, au début; elles coïncident habituellement avec la période d'acuité, et c'est plutôt un accident qu'un signe de la blennorrhagie.

La douleur suit la même marche que l'écoulement. D'abord peu vive, et limitée à la fosse naviculaire, elle gagne bientôt en profondeur tout en augmentant d'intensité, et elle finit par envahir toute l'étendue du canal; ou bien elle abandonne sa portion antérieure pour atteindre la postérieure; mais, une fois l'écoulement bien établi, il est d'observation de la voir s'amoindrir.

Le périnée lui-même participe à l'inflammation ; il devient chaud et très sensible à la pression.

Mais c'est surtout pendant la miction que les douleurs se font sentir ; elles se réveillent ou augmentent quand elles existaient déjà. Les malades les comparent le plus souvent à la sensation que produirait un fer rouge traversant le canal d'arrière en avant ; elles sont souvent si pénibles qu'elles leur arrachent des plaintes, et qu'on en voit se priver de boire, afin de rendre plus rares les envies d'uriner.

Ces douleurs retentissent parfois dans tout le bas-ventre et le haut des cuisses. C'est dans ces cas-là surtout que la marche est insupportable.

Le jet de l'urine est changé ; il est plus mince, ne sort plus droit, et s'éparpille ; cela tient au boursouflement de la muqueuse ; quand les douleurs sont très fortes, on voit même des malades s'efforcer de retenir la contraction de la vessie, pour qu'il passe le moins d'urine possible à la fois dans le canal.

Les érections sont fréquentes ; tolérables au début, quand la blennorrhagie est à son summum, elles fatiguent beaucoup et font souffrir au point d'enlever le sommeil. Aussi arrive-t-il souvent que c'est le premier symptôme contre lequel les malades vous demandent du soulagement.

Le coït est impossible ou du moins très douloureux.

Tous les symptômes, que nous venons de décrire séparément, marchent en même temps, et c'est en général vers le quinzième ou vingtième jour qu'ils sont arrivés à leur plus grande acuité. Ils restent quelques jours stationnaires, puis s'amendent : l'écoulement de verdâtre devient jaune, puis blanc et simplement muqueux. La douleur suit la même marche décroissante; les urines passent librement et ne causent plus qu'un peu de cuisson. Les érections sont moins douloureuses; enfin, au bout de quelque temps, il ne reste plus qu'un léger suintement, lequel lui-même finit par disparaître.

ACCIDENTS. — La blennorrhagie n'est pas toujours aussi bénigne, et quelquefois les symptômes sont si intenses qu'ils méritent le nom d'*accidents*.

Ainsi, la difficulté d'uriner peut être tellement prononcée, qu'il en résulte une véritable strangurie et même une rétention d'urine, ou au moins un ténesme vésical insupportable qui donne à tout moment des envies de pisser, et cela sans qu'il y ait rien au col de la vessie, mais seulement par sympathie.

L'inflammation de l'urèthre souvent aussi est énorme. Elle fait perdre alors à ce conduit sa propriété d'expansion, et celui-ci ne pouvant plus suivre, pendant l'érection, le développement des corps caverneux, se recourbe en bas. C'est à cette inflexion morbide de la verge que l'on donne le nom de *chaudepisse cordée*.

L'uréthrorrhagie n'est presque jamais assez abondante pour être rangée dans les complications.

La lymphite existe même dans les chaudepisses bénignes ; mais c'est surtout lorsque les symptômes sont très aigus qu'elle se rencontre. On sent alors, sur le dos de la verge, un ou plusieurs petits cordons noueux, formés par les lymphatiques engorgés et se rendant aux ganglions de l'aine. Cette lymphite est accompagnée d'œdème, et si le malade ne prend pas soin de ramener son prépuce sur le gland, il en résulte souvent un paraphimosis. Dans mon opinion, elle est infiniment plus fréquente dans la blennorrhagie qu'avec le chancre. Aussi, quand vous voyez une lymphite coïncider avec un chancre, regardez bien attentivement, vous trouverez presque toujours une chaudepisse ou une balano-posthite.

Parfois les vaisseaux lymphatiques suppurent et il en résulte des fistules ; nous en avons eu plusieurs exemples dans nos salles ; d'autres fois c'est seulement dans le tissu cellulaire qui les entoure que de petits abcès se produisent.

Cette inflammation des vaisseaux blancs est très souvent aussi la suite des injections abortives ; c'est une des raisons qui m'ont fait renoncer à ce mode de traitement.

Dans la période aiguë de la blennorrhagie, on voit parfois des bubons se développer, mais ils sont toujours très passagers, et il est infiniment rare de les voir suppurer. Il est bien entendu que je ne parle ici que des chaudepisses simples et non de celles qui sont compliquées de chancres uréthraux ; car, dans ces cas, on comprend très bien qu'il puisse se développer un bubon.

Une autre variété beaucoup plus remarquable, c'est celle qui se complique de l'inflammation du tissu réticulaire de l'urèthre, d'où épanchement plastique aigu dont la résorption ne se fait pas toujours. J'ai vu, dernièrement, un jeune homme qui avait eu une chaudepisse. Celle-ci était guérie depuis cinq mois ; mais, quand il entrait en érection, sa verge n'était plus droite, elle se courbait et on sentait dans l'épaisseur de l'urèthre ou dans le tissu cellulaire sous-cutané, une plaque dure d'épanchement plastique, analogue à ce que l'on rencontre dans les muscles sous l'influence de la syphilis. Les sangsues, l'onguent mercuriel, l'iodure de potassium avaient été employés sans succès. Tout disparut sous l'influence d'un vésicatoire et d'un pansement local avec la teinture d'iode.

J'ai observé plusieurs cas analogues, un entre autres, très curieux ; en arrière de la fosse naviculaire il se forma une bride qui empêchait le sang d'arriver jusqu'au gland, de sorte que, pendant l'érection, celui-ci restait complétement flasque. Cette bride ressemblait à celles que l'on voit quelquefois se former à la suite d'une constriction artificielle de la verge, aberration singulière de l'esprit que l'on rencontre encore assez souvent.

J'ai omis à dessein les symptômes généraux. En effet, ils sont rares. Vous voyez bien en ville des malades accusant dès le lendemain du coït des douleurs dans la verge, les testicules et le ventre, et qui prétendent même avoir eu de la fièvre, mais il faut s'en défier ; la plupart du temps vous avez affaire à des gens nerveux et très susceptibles, que la peur seule fait parler ainsi ; leurs douleurs sont imaginaires.

Cependant il n'en est pas toujours ainsi, et on observe quelquefois véritablement des symptômes généraux, même chez les malades les moins craintifs de nos consultations gratuites. Ils concordent toujours avec une grande acuité des symptômes locaux, ne sont jamais bien intenses et se résument en un léger mouvement fébrile et un peu d'embarras gastrique.

MARCHE. — Jusqu'ici nous n'avons fait qu'énumérer les symptômes sans nous occuper de la marche de la maladie. Elle offre cependant une particularité assez curieuse, que l'on ne rencontre pas dans les autres inflammations et sur laquelle je veux appeler votre attention.

Le canal de l'urèthre peut être envahi presque d'emblée dans toute son étendue, en quatre jours par exemple.

C'est vrai ; mais ce sont des cas exceptionnels. Communément la marche est différente. L'inflammation, avons-nous dit, commence par la fosse naviculaire, qu'elle dépasse quelquefois d'un travers de doigt, puis elle gagne le milieu et enfin la région prostatique. Si tout devait se borner là, il n'y aurait rien de bien remarquable, mais voici le point intéressant : l'envahissement de chacune de ces sections du canal est marqué par une recrudescence de la maladie. Chaque recrudescence dure six à sept jours et est suivie d'un peu de rémission. Vérifiez vous-mêmes le fait auprès des malades. Ils rendent parfaitement compte de cette marche saccadée, et l'histoire de beaucoup d'entre eux se résume ainsi : ils sont pris de chaudepisse et se soignent pendant une quinzaine de jours. Voyant qu'ils vont mieux, ils cessent le traitement ; alors l'inflammation à peine réprimée reparaît, mais cette fois dans la partie moyenne, ce que les malades apprécient et par le siége de la douleur et par l'endroit où il faut presser pour faire sortir le pus. Ils reprennent donc le traitement ; malheureusement ils l'interrompent encore au bout d'une semaine à peu près, et l'écoulement recommence, car la partie postérieure du canal est envahie, ainsi que le démontre l'apparition des orchites à cette époque (quatrième semaine.)

Ne vous semble-t-il pas, messieurs, que dans cette marche de la maladie, chaque section du canal enflam-

mé se soit guérie dans sa partie antérieure, tandis que
la postérieure, plus récemment prise, n'a eu que le
temps de s'améliorer ; et que, par suite de l'interruption
du traitement, elle reprend sa première intensité et fait
tache d'huile, pour ainsi dire, sur une section plus profonde de l'urèthre? Je vous montrerai, à propos des
injections abortives, un mécanisme analogue. Vous verrez
que si ces injections ne réussissent pas, c'est qu'elles
laissent intacte une partie de l'inflammation primitive
qui s'étend ensuite plus loin.

Mais ce qui démontre encore plus clairement que
c'est bien la marche naturelle de la maladie, c'est qu'en
abandonnant la chaudepisse à elle-même, sans faire le
moindre traitement, on observe des phénomènes tout à
fait semblables. Nous ne pouvons pas en chercher une
meilleure preuve que dans l'expérience que Swédiaur
tenta sur lui-même, dans le but de constater l'effet des
irritants sur la muqueuse uréthrale, et de voir si tous
pouvaient donner lieu à un écoulement blennorrhagique.
Voici cette expérience de Swédiaur, elle est assez curieuse
pour que je vous la fasse connaître dans toute sa teneur :

« Dans cette vue, dit-il, je pris 6 onces d'eau et j'y
ajoutai autant d'ammoniaque qu'il en fallait pour donner
à ce mélange une saveur très piquante et comme brû-
lante. Je fis cette injection à huit heures du matin, en comprimant l'urèthre d'une main au-dessous du frein, pour
empêcher la liqueur de pénétrer au delà, et pour qu'elle

se portât exactement à l'endroit qui est communément
le siége de la chaudepisse syphilitique.... »

Malgré la douleur atroce qu'il ressentit, Swédiaur eut
le courage de se donner une seçonde injection, puis il
se coucha.

« Après avoir bien dormi la nuit, continue-t-il, je n'eus
rien de plus pressé, le lendemain matin à mon réveil,
que d'examiner la partie. Je trouvai une évacuation assez
considérable de matière puriforme, de la même couleur
jaune-verdâtre que celle des chaudepisses virulentes : la
douleur que causait le passage des urines était alors
beaucoup augmentée, et la nuit suivante mon sommeil
fut interrompu par des érections involontaires et douloureuses. Le matin du jour suivant, l'évacuation était
beaucoup plus abondante, et à peu près de la même
couleur, excepté qu'elle me paraissait un peu plus verdâtre ; mais la douleur que j'éprouvai en urinant était
si cuisante que je résolus de l'apaiser en injectant un peu
d'huile d'amandes douces tiède, ce qui me soulagea sur
le champ. L'écoulement continua pendant cinq jours et
la douleur diminuait d'une manière remarquable pendant
cet intervalle. Mais ce qui me donna beaucoup d'inquié-
tude, c'est que j'éprouvai les effets d'une autre inflammation qui s'établissait plus avant dans le canal de
l'urèthre, à un endroit où je n'avais rien ressenti auparavant, et jusqu'où aucune goutte d'injection ne pouvait
avoir pénétré. Cette nouvelle inflammation s'étendait, à

ce qu'il me parut, depuis la place où la première s'était, bornée, jusqu'à une certaine distance plus avant dans le canal. Elle fut suivie d'un écoulement abondant, accompagné des mêmes symptômes qu'auparavant, et dura six jours, après lesquels les symptômes furent extrêmement adoucis.

» Mais quel fut mon étonnement lorsqu'après ce temps je sentis très distinctement les symptômes d'une nouvelle inflammation qui paraissait s'étendre depuis les limites de la précédente, vers le verumontanum, jusqu'au col de la vessie, et qui fut accompagnée d'une ardeur d'urine et d'un écoulement aussi abondant que le précédent ! Pour le coup, je fus sérieusement alarmé, car je n'avais pas discontinué les injections avec l'huile d'amandes douces trois fois par jour. Je voyais que l'inflammation qu'avait excitée l'ammoniaque se communiquait très évidemment d'une partie à l'autre, ce qui me faisait craindre qu'il ne s'ensuivît enfin une inflammation de toute la surface interne de la vessie, qui pouvait avoir des conséquences dangereuses. Je demeurai dans cet état, entre l'espérance et la crainte, pendant sept à huit jours ; mais j'éprouvai enfin, à ma grande satisfaction, que cette inflammation s'apaisait par degrés, de même que l'évacuation, sans s'étendre au delà de l'urèthre, et je fus entièrement délivré de tous les symptômes de ces trois chaudepisses, comme je puis les appeler avec raison, à la fin de la sixième semaine. »

Nous arrivons maintenant, messieurs, à une question théorique assez difficile; mais l'intérêt m'en paraît si grand que je réclame toute votre attention, je veux parler de la nature de la blennorrhagie.

Nature de la blennorrhagie. — La nature de la blennorrhagie est la partie de son histoire la plus épineuse; aussi a-t-elle été le sujet de nombreuses dissidences, dissidences encore vivantes aujourd'hui, et qui peut-être ne s'éteindront pas de longtemps.

Ce n'est pas que chacun ne reconnaisse des blennorrhagies simples, celles, par exemple, qui sont causées par le cathétérisme, les injections irritantes, l'âcreté du liquide des menstrues et des fleurs blanches. Celles-là ne laissent pas de doute sur leur simplicité; tout le monde en convient.

Mais quand une blennorrhagie se déclare après un coït suspect, c'est-à-dire quand elle est bien manifestement due au contact direct d'un écoulement, lui-même blennorrhagique, alors les avis se partagent et l'unanimité cesse.

Deux opinions sont en présence :

1° Les uns admettent que la nature du chancre et celle de la blennorrhagie sont semblables et que l'un et l'autre peuvent donner lieu aux accidents constitutionnels de la vérole.

On les appelle *identistes*.

2° Les autres repoussent bien loin cette identité, et pour eux le chancre seul infecte l'économie.

Ce sont les *non-identistes*.

Suivons les uns et les autres dans leurs différentes argumentations, ce sera le moyen de vous faire apprécier vous-mêmes de quel côté se trouve la vérité.

Identistes.—Astruc est un des premiers qui aient fait de la gonorrhée un accident de la vérole, mais c'était plutôt chez lui une conviction qu'une certitude bien établie, et c'est Hunter qui, le premier, a soutenu l'identité de la syphilis et de la blennorrhagie avec quelque apparence de raison.

Hunter, dont la doctrine rapidement acceptée, compte aujourd'hui encore un grand nombre de partisans, parmi lesquels je pourrais citer beaucoup de vos maîtres, Hunter, dis-je, avait des raisons pour admettre cette identité. Il avait vu, en effet, des individus présentant des accidents syphilitiques, n'accuser qu'une blennorrhagie pour tout antécédent, et il avait conclu de ces faits à la spécificité de celle-ci; mais ces faits, qui s'étaient offerts rarement à son observation, eussent été insuffisants pour un esprit aussi sévère que le sien, s'ils n'eussent été corroborés par l'expérimentation à laquelle il s'appliqua, et qui acheva de le convaincre. Il chargea une lancette de pus provenant d'une gonorrhée, fit deux inoculations, une sur le prépuce et une sur le gland ; toutes les deux furent positives, donnèrent lieu à des ulcérations, ayant,

dit Hunter, tous les caractères de chancres, et il s'ensuivit des éruptions syphilitiques.

Telle est la première expérience tentée dans le but
de déterminer la nature de la blennorrhagie, et que le
célèbre syphilographe eut le courage de faire sur lui-
même. Les identistes la regardèrent comme un puissant
appui de leur doctrine; mais tout le monde ne l'admit
pas et le camp opposé la discuta vivement. Babington,
un des commentateurs de Hunter, avança qu'il avait pu
prendre la vérole ailleurs, qu'il s'était trompé sur la nature des ulcérations ou qu'il s'était donné des chancres
avec le caustique qui lui servit à réprimer les ulcérations.
Ces arguments sont assez pauvres, le dernier surtout,
car tous les jours nous employons à l'hôpital le même
crayon de nitrate d'argent pour toucher différents malades et nous n'avons jamais vu l'inoculation s'ensuivre.
L'objection vraiment sérieuse que l'on puisse faire à
Hunter, c'est qu'il ne savait pas d'où venait le pus, ni
quelle en était la nature, s'il était véritablement blennorrhagique ou chancreux.

Du reste, cette expérience n'est pas la seule que les
partisans de l'identité aient produite; ils se sont même
servis de faits qu'on aurait cru leur être le moins favo-
rables. Les expériences faites au commencement de ce
siècle, par Hernandez, par exemple; celui-ci, placé
comme chirurgien au bagne de Toulon dans de très
bonnes conditions pour observer, et après de nombreuses

inoculations, était arrivé à ce résultat que le chancre et la chaudepisse n'avaient pas la moindre analogie. Les identistes s'emparèrent cependant de ses faits, comme des arguments très forts en leur faveur. C'est qu'en effet, quelques-unes de ses inoculations avaient été suivies d'ulcérations et d'éruptions; et, bien que Hernandez affirmât qu'elles n'avaient aucun caractère spécifique, on conçoit que cette assertion ne suffit pas pour convaincre, et que ces expériences peuvent servir la cause de l'identité avec autant de raison que celle de ses adversaires.

De nos jours, d'autres expériences ont été faites dans le but d'appuyer la doctrine huntérienne.

M. de Castelnau, pendant son séjour à Lourcine, comme interne, s'appliqua à démontrer l'identité de la syphilis et de la blennorrhagie. Voici entre autres une de ses observations; je l'extrais de son mémoire comme la plus importante à vous faire connaître (1).

D....; vingt-trois ans, célibataire, lingère, d'une bonne constitution, un peu sanguine, réglée à quatorze ans et depuis régulièrement toutes les trois semaines, entre le 28 janvier 1840, salle Saint-Alexis, n° 10.

Elle n'a jamais eu de maladie syphilitique ou autre; seulement il y a quatre ans, à la suite d'une couche, elle fut sujette à des flueurs blanches; ayant consulté un médecin,

____

(1) H. de Castelnau, *Recherches sur l'inoculation appliquée à l'étude de la syphilis*, 1841 (3ᵉ observation).

celui-ci lui trouva une ulcération du col ; mais, comme elle ne souffrait nullement, elle abandonna bientôt le traitement qui lui avait été prescrit, et se livra comme auparavant à ses occupations ainsi qu'à ses plaisirs.

Il y a quinze jours, pendant des rapports habituels avec son amant, elle sentit deux boutons se développer à la grande lèvre, en même temps ses flueurs blanches devinrent plus abondantes et prirent une coloration jaunâtre. C'est pour ces symptômes qu'on lui conseilla d'entrer à l'hôpital de Lourcine.

29 janvier. — Sur le bord libre de la grande lèvre droite, deux saillies lenticulaires d'un rouge obscur à la circonférence (pustules muqueuses), dont une offre dans presque toute son étendue une ulcération très superficielle, rosée, fournissant une sécrétion très fluide et très rare. On pratique avec la matière de cette sécrétion deux inoculations à la cuisse droite. Le col utérin a 14 à 15 lignes de diamètre antéro-postérieur, et présente dans toute sa surface une ulcération granulée et rosée sur tous les points ; le vagin et surtout le col fournissent un écoulement muco-purulent jaune, assez abondant ; on n'obtient rien en pressant l'urèthre d'arrière en avant.

Inoculation par deux piqûres à la cuisse gauche du liquide utérin qui coule sur le col. Cautérisation de la cavité utérine en y introduisant, dans l'étendue d'un pouce et demi, le crayon de nitrate d'argent ; nitrate acide de mercure sur l'ulcération du col ; tamponnement avec la charpie sèche ; tous les jours deux fois injections alumineuses, la malade n'éprouvant pas de douleurs.

1er février. — Sur chaque cuisse une des inoculations seulement offre la pustule chancreuse. On la rompt et on la cautérise avec du nitrate d'argent. On essuie parfaitement avec de la charpie sèche la surface du col ; on va chercher dans la

cavité utérine, à l'aide d'un pinceau délié, de la matière blen-
norrrhagique, et l'on pratique avec cette matière deux inoculations à la cuisse gauche, au-dessous des premières.

4. Une des deux dernières inoculations a fourni la pustule
caractéristique; on la détruit avec le caustique; on cautérise
également tous les jours les deux premières qui se sont néanmoins converties en chancres. On continue d'ailleurs les
mêmes moyens, et l'on donne deux pilules de proto-iodure.

12. Les trois inoculations positives, malgré des cautérisations répétées et des pansements au vin aromatique, se sont
étendues; elles constituent maintenant trois chancres indurés,
un à droite, deux à gauche, d'environ 8 lignes de diamètre;
à la place des deux tubercules de la grande lèvre, il ne reste
plus que des taches rouges. L'écoulement est moins jaune et
moins abondant; l'ulcération du col est à peu près au même
état. On continue avec assiduité les mêmes moyens.

2 mars. — Depuis deux jours seulement les chancres d'inoculation sont en voie de cicatrisation à leur circonférence. L'écoulement est blanc et peu abondant; l'ulcération du col est
toujours dans le même état; même traitement.

4. La cicatrisation du chancre de droite marche très promp-
tement, elle s'étend aux deux tiers de sa surface; et à gauche
elle marche bien aussi, quoique moins rapidement. On traite
l'ulcération du col avec la solution de nitrate d'argent, au
lieu de nitrate acide. L'écoulement utérin est presque complétement transparent.

12. Le chancre de droite est complétement cicatrisé; ceux
de gauche le sont aux trois quarts. L'ulcération du col a un peu
diminué d'étendue. A peine d'écoulement vaginal; écoulement
utérin transparent, médiocrement abondant.

19. Les deux chancres de gauche sont cicatrisés. L'ulcéra-

tion s'est encore légèrement améliorée; écoulement utérin transparent médiocre; à peine d'écoulement vaginal.

24. A droite, et surtout à gauche, les cicatrices des chancres d'inoculation offrent des indurations d'un rouge foncé de 8 à 10 lignes de diamètre. Le col conserve toujours le même volume; l'ulcération est encore diminuée et n'a guère que 8 à 10 lignes dans sa plus grande étendue; il y a à peine de l'écoulement vaginal laiteux; l'écoulement utérin est toujours transparent. La malade demande à sortir.

Elle a pris sans inconvénient les pilules de proto-iodure jusqu'au 24. Les règles se sont montrées régulièrement toutes les trois semaines.

M. de Castelnau conclut de cette observation que la chaudepisse peut s'inoculer et infecter l'économie.

Voilà, messieurs, ce que l'on donne comme exemple de pus blennorrhagique ayant causé un chancre induré. Mais, si vous avez suivi attentivement cette observation, vous avez dû, j'en suis sûr, arriver à une conclusion toute contraire.

La description que fait M. de Castelnau de cette ulcération de la grande lèvre qu'il appelle plaque muqueuse, n'est-elle pas le meilleur type du chancre induré, et, quand je vous décrirai l'accident primitif chez la femme, je n'aurai besoin que de vous citer textuellement ce passage pour vous en donner une idée exacte.

Quant à l'ulcère du col, il pouvait bien, lui aussi,

3

être un chancre. On sait, en effet, combien le diagnostic en est difficile sur cette région.

En outre, rien ne répugne à admettre que le pus des ulcérations de la grande lèvre, dont la nature pour nous n'est pas douteuse, ne se soit mélangé à celui qui venait du vagin.

Enfin, ne pourrais-je pas, pour combattre ce fait de M. de Castelnau, rappeler le mémoire de deux médecins de Saint-Lazaré, MM. Boys de Loury et Costilhes, dans lequel se trouve un grand nombre d'observations qui les a amenés à dire que, quand il y a un chancre sur le col utérin, il s'en trouve presque toujours aussi aux grandes ou aux petites lèvres, inoculations normales ou accidentelles dont j'ai eu moi-même des exemples, lorsque je dirigeais un service de femmes à Lourcine.

Vous voyez, d'après cela, quel compte on peut tenir de la plupart des observations et des expériences indiquées pour prouver la prétendue identité.

La clinique rétrospective n'est pas d'un plus grand secours pour la doctrine de Hunter. Bien des praticiens, qui s'en exagèrent l'importance, pensent arriver sûrement à la cause première des accidents qu'ils ont sous les yeux, en interrogeant les malades; or, vous savez quelle valeur il faut attacher à leur dire; voyez plutôt vous-même : les malades de l'hôpital Saint-Louis, par exemple, où l'on prétend être très bien placé pour constater le résultat des blennorrhagies, à quelques exceptions près, se présentent à vous longtemps après que l'accident primitif a disparu ; la plupart ont eu et chancre et chaudepisse ; ils ont maintenant des accidents secondaires ou tertiaires ; vous les interrogez sur la cause de leur mal ; qu'accuseront-ils ? le plus souvent la chaudepisse, et il n'y a rien de plus naturel, car la blennorrhagie est une maladie sale et douloureuse, on ne l'oublie pas ; un chancre, au contraire, surtout un chancre induré, cause peu ou pas de souffrance, et les malades en perdent le souvenir, ou ne s'en aperçoivent même pas ; et il ne faut pas croire, messieurs, que ce soit chose rare de voir des chancres passer inaperçus. Il n'est guère de consultations publiques qui ne donnent la preuve de ce fait que nous observons, du reste, dans le monde. Ainsi, il n'y a pas quarante-huit heures qu'un jeune homme est venu dans mon cabinet ; il portait un chancre induré superbe, et il me soutenait qu'il n'avait qu'une chaudepisse. Combien aurais-je été trompé si je m'étais contenté de ses renseignements.

Un fait semblable m'a été récemment communiqué par M. Langlebert : il soignait un malade atteint de blennorrhagie, quand, au bout de quelques semaines, des accidents secondaires se manifestèrent ; surpris au dernier point, il examina alors avec plus de soin qu'il ne l'avait fait jusque-là et trouva un chancre que ni lui ni le malade n'avaient vu. Supposez que ce chancre ait passé inaperçu, et qu'il se soit cicatrisé à l'insu du malade, et voilà une observation de blennorrhagie virulente, pour laquelle on eût pu au besoin invoquer le témoignage de M. Langlebert.

Méfiez-vous donc toujours, messieurs, du dire des malades, en fait de vérole, et rappelez-vous ces paroles de Hunter, que l'ignorance et la mauvaise foi sont les causes les plus grandes de la difficulté de l'étude de la syphilis.

Les autres arguments des identistes n'ont pas une plus grande portée. Que pensent-ils prouver, en effet, en avançant que la blennorrhagie est contagieuse? Est-ce que contagion et virulence sont synonymes? et de ce qu'une chaudepisse peut se transmettre à un autre individu, cela démontre-t-il sa virulence?

Ils parlent d'incubation. La plupart du temps c'est une invention ou une erreur des malades. Vidal croyait à l'incubation comme signe diagnostique de la blennorrhagie virulente. Eh bien! connaissez-vous la valeur des observations qu'il publia dans son livre, à l'appui de son opinion? En voici une :

Un homme entre à l'hôpital pour une chaudepisse, affirmant qu'il n'avait pas vu de femme depuis trois mois. Ce long intervalle entre le coït infectant et l'apparition des symptômes fit diagnostiquer une blennorrhagie virulente. Malheureusement pour cette théorie, en pressant le malade de questions, il finit par avouer qu'il s'est fait quelques jours auparavant, sans nécessité, une injection dans le canal de l'urèthre avec la seringue d'un de ses amis affecté lui-même de blennorrhagie.

Que d'exemples je pourrais vous citer où ce n'est pas une canule de seringue, mais bien un coït suspect que les malades n'ont pas voulu avouer qui a été cause d'une contagion qu'on a fait remonter plus haut.

La chronicité ne signifie pas davantage. Quelles sont, en effet, les inflammations simples qui ne puissent devenir chroniques quand on ne les soigne pas? Il est donc impossible d'admettre que la chronicité soit un signe de syphilis, surtout quand il n'existe pas de symptômes concomitants.

Ils ont invoqué encore les complications de la gonorrhée, les bubons par exemple; mais d'abord ceux-ci sont rares, et puis ils ne ressemblent en rien à l'adénite spécifique.

L'orchite! peut-on raisonnablement la comparer au testicule vénérien? Dans une de nos prochaines leçons vous pourrez en juger. J'en dirai autant de l'arthropathie et surtout des éruptions balsamiques. La première n'a pas la moindre analogie avec les accidents de la syphilis, et vous saurez plus tard que les secondes sont indépendantes de la blennorrhagie.

Non-identistes. — Nous venons de passer en revue les arguments des partisans de l'identité. La plupart de ces arguments, les non-identistes, à la tête desquels marche B. Bell, contemporain de Hunter, auraient pu aussi, dans beaucoup de cas, les invoquer; mais c'est principalement sur l'expérimentation et la clinique qu'ils se sont appuyés. Voyons donc s'ils sont inattaquables.

L'expérimentateur le plus distingué, celui qui a fait les inoculations sur la plus grande échelle, est M. Ricord. Ses expériences le conduisirent à cette conclusion, que la chaudepisse simple ne s'inoculait jamais, et que toutes les fois qu'on obtenait un résultat positif, c'est qu'il existait dans le canal un chancre qui avait échappé à l'observation, et que, dans ses expériences, il a toujours pu déterminer.

Mais cette expérimentation, qui au premier abord paraissait jeter tant de lumière sur la question, a perdu considérablement de sa valeur depuis les travaux de M. Bassereau. Avant la publication de l'ouvrage de ce dernier, M. Ricord croyait que chancre et vérole étaient la même chose. Mais des observations très consciencieusement prises ont démontré à M. Bassereau que tous les chancres n'étaient pas de même nature, et il a cru voir que toutes les fois qu'il y avait des symptômes syphilitiques, ils avaient été précédés d'un chancre induré; que le chancre induré provenait toujours d'un autre chancre induré; que le chancre mou était toujours dû à un autre chancre mou et ne donnait jamais la vérole. A l'appui de ses assertions, M. Bassereau a fourni des considérations cliniques d'une grande valeur.

M. Ricord a hésité longtemps à adopter ces idées et moi-même je les ai combattues, car j'ai vu, bien rarement il est vrai, mais enfin j'ai vu des chancres mous être suivis d'accidents constitutionnels. Ce fut en 1857 que M. Ricord se prononça, et il commença, vous le savez, sa clinique par ces mots :

L'homme absurde est celui qui ne change jamais.

Dans cette leçon, il admit entièrement les opinions de M. Bassereau qu'il revendiqua comme sortant de son école, et il insista surtout sur ce caractère différentiel des deux chancres, à savoir : que le chancre mou s'inoculait *presque à perpétuité*, tandis que le chancre induré ne s'inoculait presque *jamais*.

Que devient donc l'expérience par laquelle il a voulu nettement séparer la vérole, c'est-à-dire l'inoculation ? M. Ricord dit : Ce qui distingue la blennorrhagie virulente (chancre uréthral) de la blennorrhagie simple, c'est que la première peut s'inoculer ; et toutes les fois que l'inoculation est négative dans la chaudepisse, il n'y a pas vérole.

D'un autre côté, M. Ricord soutient que le chancre induré seul donne la syphilis, et ce chancre induré, suivant lui, *ne s'inocule pas ou très rarement ;* le chancre mou seul jouit de cette propriété.

Donc, toutes les fois que vous tenterez une inoculation avec du pus blennorrhagique, si elle est positive, vous devez conclure à la présence, dans le canal, d'un chancre mou, et par conséquent vous n'aurez pas à craindre d'accidents constitutionnels. Si l'inoculation est négative, cela ne prouvera pas le moins du monde qu'il n'y aura pas infection, le pus du chancre induré perdant très rapidement la propriété de s'inoculer.

Vous voyez donc bien, messieurs, que l'on doit rayer tout ce qui a été écrit sur l'inoculation, comme pouvant servir à différencier les deux espèces de blennorrhagie, ou au moins lui donner une autre signification, car, sans cela, celle qui serait la plus inoculable serait précisément la moins dangereuse.

Les seuls faits probants en faveur des non-identistes (et nous sommes du nombre) sont tirés de l'examen clinique. J'ai dit que la chaudepisse n'infecte pas l'économie, et nous en avons constamment la preuve au lit des malades : ils nous arrivent avec une blennorrhagie ; nous les gardons dans nos salles plusieurs mois, et jamais nous n'avons vu apparaître le moindre symptôme de vérole constitutionnelle, toutes les fois qu'il n'y avait pas de chancre uréthral : reste à déterminer celui-ci, ce que nous tâcherons de faire en parlant du diagnostic.

Il est donc incontestable, pour nous, que la vérole et la chaudepisse sont deux maladies entièrement distinctes. Mais là ne s'arrête pas la solution de la question. Y a-t-il une différence entre la chaudepisse gagnée par une

irritation simple, telle que celle produite par le cathétérisme et celle résultant d'un coït impur, en d'autres
termes, le pus blennorrhagique est-il de même nature
que celui d'une plaie ordinaire? M. Thiry (de Bruxelles)
admet plusieurs blennorrhagies : la blennorrhagie simple, la blennorrhagie appartenant à la syphilis constitutionnelle, et une blennorrhagie virulente ayant un virus
à elle. Ce virus, il l'appelle *granuleux*, et ce serait,
suivant lui, le caractère distinctif de la vraie blennorrhagie. Toute blennorrhagie, facilement contagieuse,
serait due à ce virus et présenterait comme élément morbide des granulations. Tout cela est loin d'être démontré,
car, dans l'immense majorité des cas, il n'y a pas de
granulations. Je ne voudrais cependant pas m'inscrire
en faux contre cette opinion; car j'ai vu des femmes
avec des ulcérations granuleuses du col très superficielles, donner des chaudepisses très violentes, et,
d'un autre côté, un écoulement très abondant, résultat
d'un état catarrhal simple du vagin, ne rien communiquer.

Mais ces faits ne me paraissent pas suffisants pour
admettre un virus spécial, propre à la blennorrhagie;
c'est cependant, je l'avoue, une question encore à
étudier.

Nous venons de voir, messieurs, que chancre et
chaudepisse étaient deux choses bien différentes, et que
la chaudepisse (sans chancre uréthral, bien entendu),

ne donnait jamais de chancre. Mais un chancre peut-il causer une blennorrhagie? Oui, messieurs, et je vous l'ai déjà dit en passant, à propos de l'étiologie. On voit, et j'ai vu des femmes atteintes seulement de chancres, donner des blennorrhagies. En effet, dans l'ulcère primitif, il y a deux choses : un produit d'inflammation et quelque chose de spécial; on conçoit donc qu'un individu ne prenne que ce qu'il y a d'inflammatoire et échappe à l'infection syphilitique, le pus n'agissant alors que comme irritant. Ceci a été dit par tout le monde, et même des expériences ont été faites à ce sujet. B. Bell cite le cas d'un étudiant en médecine qui se mit du pus de chancre entre le gland et le prépuce, et se donna une simple balanoposthite. D'autres, en s'introduisant du pus chancreux dans le canal, ont pris des blennorrhagies également non virulentes.

Avant qu'on ne se servît du spéculum, on croyait la chose plus fréquente. On voyait bien, en effet, les chancres des grandes et des petites lèvres, mais ce qui se passait au fond du vagin échappait à l'observation. Depuis que M. Ricord a vulgarisé l'emploi du spéculum dans l'étude des maladies vénériennes, on a pu constater souvent des ulcérations chancreuses aux parties génitales externes, et, en même temps, une blennorrhagie dans la partie la plus profonde du vagin; de sorte qu'on se rend très bien compte maintenant qu'un individu puisse échapper aux chancres de la vulve et prendre plus loin une blennorrhagie. L'inverse a été prouvé, c'est-à-dire que le spéculum a montré des chancres du col de la matrice pendant qu'il existait également une blennorrhagie externe, et c'est même ainsi qu'ont été réduites à néant les observations des identistes. Celle de Vigarous pèche surtout par là.

Cet auteur rapporte, en effet, que six jeunes gens virent la même femme, dans l'espace d'une heure : deux prirent une blennorrhagie ; deux, des chancres et des bubons ; un autre, un chancre ; enfin, un dernier seulement un bubon. Il en tire cette conclusion que le même symptôme peut déterminer des accidents différents. Malheureusement, à cette époque, comme nous venons de le dire, on ne se servait pas du spéculum, et rien ne prouve que la femme n'avait pas et chancre et blennorrhagie. Vigarous ne dit pas même si elle a été examinée.

C'est le moment, messieurs, de vous parler d'un mode particulier de contagion, applicable au chancre comme à la blennorrhagie, et qui a un haut intérêt pratique. On observe des femmes n'ayant qu'un peu de leucorrhée ou même rien du tout, donner des chancres ou des blennorrhagies à ceux qui ont des rapports avec elles. Comment concevoir cela ? M. Ricord l'explique par la contagion médiate. Voici comment les choses se passent : une femme saine s'abandonne à un homme qui a un chancre ou une chaudepisse et reçoit du pus virulent dans ses organes génitaux ; peu après elle a des rapports avec un autre homme, et transmet à ce dernier, sans en être atteinte, le virus dont elle n'a été en quelque sorte que le dépositaire.

Vous connaissez sans doute l'exemple si spirituellement raconté par M. Ricord dans ses *Lettres sur la syphilis* :

« Un jeune et petit ménage avait invité à déjeuner un ami du mari. Le repas était presque terminé, et l'appétit n'était pas satisfait. Il est décidé qu'on ajoutera un morceau de fromage au festin. Le mari quitte la table, descend ses quatre étages et court chez l'épicier voisin chercher le complément du repas amical. Hélas ! il ne revient pas assez vite. Pendant sa courte absence, et entre la poire et le fromage, son infidèle moitié commettait l'adultère avec son perfide ami. Le mari rentre, le repas s'achève, on prend le café et ses adjuvants, l'ami se retire et le brave mari consomme à son tour l'acte conjugal.

» Trois jours après, le mari m'arrive avec un chancre uréthral à symptômes blennorrhoïdes. Il était accompagné de sa femme et il m'affirme qu'il n'a pas eu de relations avec d'autres femmes que la sienne. L'examen le plus attentif des organes génitaux de cette femme ne me permet de rien découvrir de suspect. Ma prescription faite, ces gens s'en vont, me laissant sans explication de cette blennorrhagie virulente du mari.

» Mais le lendemain, je vois revenir la femme, pour me demander si je suis bien sûr qu'elle n'est pas malade. Je l'examine de nouveau, et de nouveau je lui affirme qu'elle se porte parfaitement bien. Elle me raconte alors l'histoire que je viens de vous dire : elle ajoute que le délinquant est là et me prie de l'examiner. Je lui trouve un chancre dans la période spécifique, sur la couronne du gland. »

On a accusé l'école de M. Ricord d'avoir abusé de cette explication, et M. Cazenave, qui ne la rejette pas précisément, lui fait surtout ce reproche. Ce mode d'infection est cependant bien réel et n'a pas été inventé à plaisir par mon savant collègue de l'hôpital du Midi. En 1851, dans un mémoire publié dans les *Bulletins de la Société de chirurgie*, j'en rapporte quelques exemples authentiques.

Avant l'épidémie du xv° siècle, ce mode de contagion était admis pour la lèpre, et depuis, on a cru que la syphilis pouvait entrer dans l'économie de la même façon.

Wideman s'exprime ainsi à ce sujet :

« Summopere tamen cavendum ne coitus fiat cum » muliere pustulatâ, imo neque cum sanâ cum quâ prius » brevi temporis spatio concubuit vir pustulatus, propter » evitare contagionis periculum ; jam enim cognitum ex » experientiâ ut subsequens post pustulatum recenter » inficitur. »

Plus tard, Fernel, Thiery de Héry (1534), émirent la

même opinion. — Astruc, Swédiaur, Hernandez, les imitèrent, et de nos jours beaucoup de syphilographes ne mettent pas en doute cette contagion médiate.

Mais vous sentez que ce ne sont que des assertions, et aucun des auteurs que je viens de citer n'a produit une seule observation bien circonstanciée. J'ai donc voulu contrôler leur dire, et voici les expériences auxquelles je me suis livré dans ce but. Je les extrais textuellement de mon mémoire.

Observation Ire. — La nommée Louise Vaudet, âgée de seize ans, est entrée à l'hôpital de Lourcine, salle Sainte-Marie, n° 9, le 10 octobre 1848. Elle portait dans chaque aine une ulcération à fond grisâtre et à bords taillés à pic. La maladie date d'un mois; elle n'a pas été traitée, et lors de l'entrée à l'hôpital, il y a une violente inflammation de la peau du ventre et de celle de la partie supérieure des cuisses par suite de la marche. Bains, cataplasmes, repos au lit pendant plusieurs jours. Lorsque l'examen des parties génitales peut être fait sans douleur, on ne constate aucune trace d'ulcération ni à la vulve ni à l'anus. Tout le vagin est rouge et le siége d'une sécrétion muco-purulente abondante, mais sans ulcération; le col de l'utérus est sain.

Pansement des ulcérations chancreuses des aines avec de la charpie imbibée de vin aromatique, injection vaginale avec une solution d'alun. Six semaines après l'entrée de la malade à l'hôpital, les ulcérations ont diminué de moitié et la vaginite est singulièrement amendée. Le 25 novembre, après m'être de nouveau bien assuré que la muqueuse de la vulve et du vagin n'est ulcérée en aucun point et que le produit de

la sécrétion de ces parties n'est pas inoculable, je recueillis
sur une spatule le pus d'un des chancres inguinaux en assez
grande quantité et je le portai dans le vagin. Je fis promener
la malade pendant trente-cinq minutes en la surveillant de
manière qu'elle ne portât pas la main à la vulve. Au bout de ce
temps, je pris sur une lancette une certaine quantité de l'humidité vaginale et je l'inoculai sur une des cuisses de la malade. Je lavai ensuite à grande eau tout le vagin et la vulve,
j'essuyai avec précaution, puis je lavai de nouveau avec de
l'eau fortement aluminée.

Quarante-huit heures après, la piqûre d'inoculation avait
donné lieu à la pustule la plus caractéristique. Je la respectai
jusqu'au lendemain pour plus d'exactitude dans l'expérience,
et je la détruisis alors avec le caustique de Vienne. Rien
absolument ne parut au vagin, l'inflammation n'y fut pas
augmentée, et deux mois après, la malade quitta l'hôpital
parfaitement guérie et de la vaginite et des ulcérations ingui-
nales.

Observation IIᵉ. — La seconde expérience a été faite sur la
nommée Célestine X...., âgée de vingt-quatre ans, entrée à
Lourcine, salle Saint-Louis, nº 7, le 28 novembre 1848. Elle
portait à l'aine droite un bubon ulcéré qui datait de deux
mois et qui avait succédé, dit-elle, à un petit bouton qui
n'a duré que quelques jours et qui siégeait sur la face interne
d'une des grandes lèvres. A l'époque de l'entrée à l'hôpital,
on ne distingue plus la trace de ce bouton. La vulve, le vagin,
le col de l'utérus et l'anus sont à l'état tout à fait normal.
L'aspect de l'ulcération de l'aine me fait supposer qu'elle est
spécifique. Dès le lendemain 29, le pus du bubon est pris
avec une spatule et placé dans le vagin en imprimant quelques
mouvements de va-et-vient et tâchant de le porter aussi haut

que possible. La malade se promène ensuite pendant près d'une heure sans savoir qu'elle est l'objet d'une expérimentation. Elle est ramenée au lit, et alors je recueille sur une lancette tout ce que je puis des humidités vaginales, en faisant remarquer aux élèves et à quelques jeunes confrères qui m'entourent, qu'on ne distingue plus le pus introduit dans le vagin, et que ce que j'ai sur ma lancette ressemble tout à fait au mucus normal. J'inocule à l'une des cuisses et j'emploie les mêmes précautions de lavage que dans le cas précédent. Dès le lendemain la pustule caractéristique s'élève et je ne la détruis qu'après quarante-huit heures. La vulve, le vagin et le col utérin sont ensuite surveillés pendant quelques jours; mais rien n'y paraît, le mal reste borné à l'aine. Je ne dois pas omettre de dire que, bien qu'il n'y ait aucun signe de maladie à l'intérieur des organes génitaux, je n'en fis pas moins le même jour une inoculation avec le mucus qui les baigne, et que cette inoculation resta négative.

Ces deux expériences prouvent surabondamment que la contagion médiate par l'intermédiaire du vagin, qui jusqu'à présent n'a été regardée que comme possible, est désormais un fait acquis à la science, et que ce qui n'était qu'une probabilité passe à l'état de certitude. La première est surtout remarquable en ce qu'elle fait comprendre comment il se peut faire qu'un homme a contracté un chancre avec une femme chez laquelle on ne trouve qu'une vaginite, et l'on sait que c'est une objection qui a souvent été faite à la théorie que professe M. Ricord. Elles prouvent toutes les deux que si, en général, le scepticisme doit être appliqué à l'étiologie des affections vénériennes, il est pourtant certaines circonstances dans lesquelles il faut s'en départir, et cela principalement quand on connaît les mœurs de la femme qui est accusée d'avoir donné du mal et qui pourtant est trouvée saine.

Voilà, messieurs, ce que j'avais à vous dire de la contagion médiate. Vous voyez que, dans bien des cas, on peut l'invoquer sans crainte de se tromper.

Encore quelques mots, et je termine la nature de la blennorrhagie.

Hunter, avons-nous dit, soutenait que le chancre et la gonorrhée étaient dus au même virus ; mais il restait à expliquer pourquoi la vérole s'introduisait dans l'économie, tantôt par un chancre, tantôt par une gonorrhée, et pourquoi ce virus unique n'infectait pas l'économie toujours de la même façon. Il avait cherché à résoudre cette question, et il disait : Que l'on mette du pus de chancre ou du pus blennorrhagique en contact avec une *surface sécrétante* (muqueuses), on ne produira jamais qu'une gonorrhée, tandis qu'il se développera un chancre sur les *surfaces non sécrétantes* (tégument externe). Je n'ai besoin que de vous énoncer cette singulière opinion pour vous en montrer toute la fausseté. Les chancres s'implantent partout, sur les muqueuses comme sur la peau, et l'on s'étonne qu'un observateur tel que Hunter ait émis une pareille opinion.

Un autre auteur, qui ne manque pas d'un certain mérite, bien que son autorité soit moins considérable que celle de Hunter, Hufeland, soutenait que ce qui empêchait l'ulcération de se produire sur les muqueuses, en d'autres termes, ce qui faisait qu'on voyait moins souvent des blennorrhagies donner des chancres, c'est que le pus, déposé sur une muqueuse, était entouré d'une enveloppe de mucus à laquelle il donnait le nom de *coque muqueuse*. Cette hypothèse n'est pas plus acceptable que celle de Hunter.

Je tenais seulement à vous la signaler à cause du retentissement qu'elle a eu dans la science.

Là se termine, messieurs, l'histoire de la nature de la blennorrhagie. Vous voyez que la non-identité ne me semble pas discutable; je pourrai plus tard, à propos de l'étiologie des symptômes secondaires, y revenir; mais j'éprouve encore, en finissant, le besoin de vous bien rappeler une opinion qui, dans mon esprit, est très absolue; car c'est pour moi une sorte d'acte de foi, un *credo* scientifique, si je puis ainsi parler.

DIAGNOSTIC. — Le diagnostic de la blennorrhagie est en général très facile. La douleur dans la miction et l'écoulement suffisent pour l'établir la plupart du temps. Une seule circonstance peut rendre le diagnostic indécis ; c'est quand il s'agit d'une balanoposthite chez un individu porteur d'un phimosis complet; alors, en effet, vous

avez écoulement de pus et même douleur en urinant, s'il
existe des ulcérations au limbe du prépuce. La difficulté
ne sera levée que dans le cas où l'ouverture préputiale
sera encore assez large pour que, une fois bien essuyée,
on puisse s'assurer par la pression si l'écoulement sort
de l'urèthre.

Voilà pour le diagnostic absolu de la blennorrhagie.

Mais y a-t-il des caractères qui permettent de dire :
Telle blennorrhagie est due aux flueurs blanches, telle
autre au cathétérisme, telle autre à un coït impur? Les
renseignements fournis par les malades et l'examen des
femmes avec lesquelles ils ont eu des rapports peuvent
éclairer jusqu'à un certain point, mais les symptômes
eux-mêmes sont complétement insuffisants ; et, quand
une blennorrhagie est arrivée à son maximum, qu'elle
soit contagieuse ou non, les symptômes sont absolument
semblables (inflammation, douleur, écoulement), et il
est impossible de savoir quelle est la cause qui l'a produite, si elle est simple, ou si elle est due à un virus
particulier.

Nous avons vu que les granulations que M. Thiry
assigne aux blennorrhagies facilement contagieuses, n'ont
pas la valeur qu'il leur a donnée, et que du reste on ne
peut pas toujours les constater. En admettant qu'elles
existent, ce serait tout simplement le fait de la chronicité, absolument comme on l'observe dans quelques
inflammations chroniques des muqueuses.

Mais voici une question autrement importante; je veux parler du diagnostic du chancre uréthral d'avec la chaudepisse. Il présente quelquefois des difficultés.

Quand on a affaire à un chancre uréthral seul, sans complication de chaudepisse, le diagnostic est encore possible : vous aurez pour vous guider un pus sanieux, rouillé, mêlé de sang, et une douleur fixe, occupant toujours le même point du canal.

Mais si le chancre existe en même temps qu'une chaudepisse, le problème devient complexe. Vous aurez bien encore ici du pus sanieux, avec quelques filets de sang; mais d'abord ces signes seront plus difficiles à déterminer, le pus blennorrhagique se mélangeant à celui du chancre et le masquant; ensuite ces signes eux-mêmes ont peu de valeur, la blennorrhagie simple pouvant les présenter même sans grande intensité inflammatoire. Que faire alors? Les caractères suivants vous tireront d'embarras.

Pour le chancre mou comme pour le chancre induré, la douleur sera surtout vive en un point du canal.

Si c'est un chancre mou, l'inoculation sera positive; l'engorgement ganglionnaire sera plus douloureux, plus vif, plus persistant que dans la chaudepisse, et si le bubon suppure, il pourra s'inoculer.

Si c'est un chancre induré, vous le sentirez sous le canal de l'urèthre, aussi bien que vous le reconnaissez à travers le prépuce quand il y a phimosis; de plus, et surtout, il y aura dans l'aine une pléiade ganglionnaire caractéristique.

Vous aurez soin de ne pas confondre cette induration du chancre avec la dureté de follicules de l'urèthre enflammés, comme on en rencontre quelquefois dans la blennorrhagie; rappelez-vous donc ce caractère différentiel : le follicule est plus arrondi, ne donne aucunement la sensation du demi-pois de Hunter, et il n'est pas suivi de bubon. Je vous en dirai autant de la lymphite partielle, qui pourrait en imposer pour une induration chancreuse, mais j'y reviendrai plus tard à propos des complications de la blennorrhagie.

Le chancre uréthral, dont nous venons de faire le diagnostic, n'a pas été accepté par tout le monde. Ainsi, on a mis en doute la nature des ulcérations du canal de l'urèthre que M. Ricord a présentées il y a quelques années à l'Académie de médecine. Vidal et beaucoup d'autres ont soutenu que ces trois pièces anatomiques ne représentaient que des ulcérations tuberculeuses. Si on lit attentivement les observations qui ont été données, on peut bien reconnaître que pour un des cas le doute serait permis; mais dans les deux autres l'inoculation a été faite pendant la vie, et elle a eté positive; or, je ne sache pas que la matière tuberculeuse ait jamais fourni de chancres.

Et du reste on voit bien des chancres jusque dans

la fosse naviculaire, pourquoi n'iraient-ils pas plus loin ?

M. Baumès ne s'explique pas qu'ils puissent pénétrer si profondément sans altérer l'entrée du canal. On peut lui répondre que le virus va bien infecter un ganglion de l'aine sans altérer le vaisseau lymphatique par lequel il a passé. Un phénomène semblable ne peut-il pas se produire dans les parois uréthrales ?

Il est donc impossible de récuser l'existence des chancres du canal et de ne pas reconnaître qu'ils peuvent occuper tous les points de son étendue. Ce fait est prouvé non-seulement par l'étude clinique, mais encore par le résultat de l'anatomie pathologique.

TRAITEMENT. — Le traitement de la blennorrhagie est une des parties les plus importantes de son étude et doit surtout attirer votre attention.

L'exposé en est assez difficile, à cause de la variété des espèces, variété qui ne réside nullement dans la nature de la maladie, mais seulement dans l'intensité des symptômes.

1° *Prophylaxie*. — Ainsi que dans les autres maladies, il y a des moyens préventifs. Il ne faut jamais les négliger, puisqu'ils sont d'une grande simplicité et néanmoins souvent très efficaces. Ils consistent tout bonnement en des soins de propreté, en lavages à l'eau simple ou à l'eau acidulée. Un moyen excellent, et qu'on

peut recommander, c'est d'uriner immédiatement après
le coït ; vous chassez ainsi d'arrière en avant tout le
liquide irritant qui a pu s'introduire dans le canal pendant les rapports sexuels, et je vous prie de ne pas
regarder cela comme un conseil vulgaire ; je suis
intimement convaincu qu'il évite beaucoup d'accidents.

Mais ces précautions n'ont pas été prises, ou elles
ont échoué, et la chaudepisse est bien établie. Quelle
conduite devez-vous suivre?

Vous avez à votre disposition deux modes de traitement, l'un par lequel on prétend arrêter la maladie à
son début, c'est le traitement abortif ; l'autre qui tend
seulement à la modérer et à en empêcher, autant que
possible, les complications, c'est le traitement palliatif ou
curatif.

2° *Traitement abortif.* — Ce mode de traitement
n'est pas nouveau, mais il a été préconisé surtout par
MM. Burnett Lucas, Carmichaël, Serre (de Montpel-
lier), Debeney et Ricord. Il se résume en ceci : détruire un élément inflammatoire de nature spéciale pour
lui en substituer un autre plus facile à guérir.

Ce sont surtout les injections que l'on a employées
dans ce but. M. Debeney conseillait de faire tout de
suite, quelle que fût l'intensité de la blennorrhagie, une
injection excessivement caustique (4 grammes de nitrate
d'argent pour 30 grammes d'eau). M. Ricord, qui a

été très partisan de cette méthode, n'en donnait que 1 gramme pour 30. C'est encore là une injection très irritante et que beaucoup de malades n'osent même pas tenter.

J'ai soumis cette médication à l'expérience, il y a longues années, quand je remplaçais, ici, Vidal, comme chirurgien du bureau central. J'ai vu des accidents graves. Aussitôt que le liquide caustique a touché les parois uréthrales, une douleur épouvantable se manifeste, qui arrache des cris aux patients et provoque souvent la syncope; puis un gonflement très rapide et énorme s'empare de la verge et même une hémorrhagie se déclare. Heureusement encore que l'injection ne parcourt pas toute l'étendue du canal, car on ne prévoit pas les désordres qu'elle amènerait. Voyez que de souffrances pour un résultat problématique. Je n'ai fait que trois injections suivant la méthode de M. Debeney, c'est-à-dire, les injections les plus caustiques, et j'ai eu des hémorrhagies à chaque fois. Ces hémorrhagies se produisent tantôt immédiatement, tantôt seulement le lendemain, ou bien quand l'eschare est détachée.

Ces accidents ne sont pas les seuls : on observe souvent aussi l'inflammation de la vessie et surtout celle du col, ce qui amène une strangurie des plus pénibles et souvent des rétentions d'urine. Enfin, on comprend qu'avec des moyens aussi violents, l'inflammation puisse se propager au tissu cellulaire de la verge et former des abcès. M. Debeney nous cite, il est vrai, quelques cas heureux; pour ma part, je n'en ai jamais vu et vous engage à ne pas y compter.

Les injections de M. Ricord, quoique moins fortes, déterminent quelquefois des complications tout aussi redoutables, et cet habile chirurgien a dû y renoncer lui-même.

Et du reste, remplit-on bien le but, dans la méthode abortive? que se propose-t-on? De substituer une inflammation à une autre. Très bien. Mais, pour réussir, quelle est la condition indispensable? C'est de toucher toutes les parties malades. Or, la chose est très difficile, sinon impossible à faire dans l'urèthre, parce que l'inflammation, même dans les premiers temps de la blennorrhagie, peut occuper une partie déjà profonde du canal, et que l'injection ne va pas jusque-là. Il en résulte qu'il reste toujours un point de la première inflammation qui s'étendra de nouveau sur la partie cautérisée et reprendra bien vite son intensité primitive.

J'ai déjà fourni ces arguments à propos du traitement abortif de l'uréthrite chez la femme, dans un mémoire publié dans le *Journal de chirurgie* de M. Malgaigne (avril 1845, pag. 98), où je disais : L'uréthrite chez la femme se guérit très facilement par la cautérisation, parce que, le canal étant moins long et renfermant moins de follicules que chez l'homme, si on a soin en outre de prendre un crayon assez gros pour effacer par distension tous les plis naturels de la muqueuse, on peut parcourir la surface entière de celle-ci, et par conséquent atteindre tout le mal. Et c'est tellement vrai, que dans les cas où cette méthode a été employée, on a vu des femmes rendre leur urèthre, c'est-à-dire une espèce de fausse membrane tubulée ayant la même longueur que le canal.

On conçoit qu'on ne puisse espérer un aussi bon résultat chez l'homme. C'est la même raison, comme vous le verrez, qui fait que le traitement abortif ne peut être appliqué à la vaginite; car les replis du vagin sont tellement nombreux qu'il s'en trouve toujours quelques-uns qui échappent à la cautérisation.

Le but des injections abortives appliquées au traitement de la blennorrhagie de l'homme est donc manqué.

Aussi a-t-on cherché à tourner la difficulté en conseillant de cautériser avec le porte-caustique de Lallemant. Comme on peut introduire celui-ci aussi loin qu'on le veut, on a pensé que, quelque éloignée que soit la partie enflammée du canal, elle ne pourra échapper à son action. Je veux bien l'admettre dans certains cas; mais, si l'inflammation est réfugiée au fond des follicules, on ne peut avoir la prétention de la modifier avec un caustique solide, qui n'atteint que les orifices de ces follicules, et de l'intérieur de ces petits tubes glandulaires repartira l'inflammation par le même mécanisme que précédemment.

Les injections au chloroforme, préconisées aussi par un médecin de province, pour faire avorter la blennorrhagie, ne réussissent pas mieux que les autres.

Vous voyez, messieurs, qu'en résumé le traitement abortif par les injections ne fournit aucun résultat heureux, et que c'est en définitive une méthode qui promet infiniment plus qu'elle ne tient.

La méthode abortive mérite bien ce nom quand on l'applique au début d'une chaudepisse ; cependant M. Debeney et d'autres l'ont conseillée à toutes les périodes ; ce serait alors une méthode perturbatrice, puisqu'ils l'appliquent nonseulement quand la blennorrhagie est indolente, mais même au milieu de la plus vive inflammation ; vous comprenez que je n'en suis pas plus partisan dans un cas que dans l'autre.

Traitement abortif par les balsamiques. — Mais il y a un autre traitement abortif, c'est le traitement interne, c'est-à-dire l'emploi des balsamiques à haute dose au début de la blennorrhagie. M. Ricord y soumettait ses malades en même temps qu'aux injections abortives, ce qui permet d'élever des doutes sur les résultats attribués à ces injections. Pour moi, je n'hésite pas à en rapporter le mérite aux balsamiques, qui ont de plus l'avantage de ne pas causer des douleurs atroces comme la cautérisation et qui en tous cas ne peuvent produire aucun accident.

Le traitement abortif interne est un bon moyen, mais il faut savoir l'appliquer, et voici les conseils que je pense devoir vous donner.

Toutes les fois que la chaudepisse datera de moins de huit jours, s'il y a peu de douleur et peu d'écoulement, administrez immédiatement le cubèbe et le copahu à très hautes doses, 20 à 30 grammes de cubèbe, par exemple, et 15 à 20 grammes de copahu par jour ; vous réussirez souvent.

Si la chaudepisse est plus ancienne, si la douleur est très vive et que l'écoulement soit abondant et jaune-verdâtre, laissez de côté les balsamiques ; la maladie n'augmenterait pas, il est vrai ; la douleur même quelquefois pourrait cesser, mais l'écoulement persisterait, et il arriverait un moment où les malades fatigués ne supporteraient plus le copahu. Il faudrait le suspendre, alors l'inflammation, qui n'avait été que comprimée, ferait explosion et tout votre temps serait perdu.

Quand au bout de six à huit jours ce traitement n'a pas réussi, n'insistez donc pas. Je sais très bien que tout le monde ne partage pas cette manière de voir, et que quelques médecins donneront un conseil entièrement opposé, en vous engageant à continuer quand même les balsamiques, mais je les crois dans l'erreur, et comme je vous l'ai dit, ils ne font que brider le mal sans l'arrêter.

Les balsamiques étant sagement employés, c'est-à-dire dans les conditions que j'ai indiquées, au bout de quatre à cinq jours, l'écoulement s'amende, puis cesse. Gardez-vous néanmoins d'interrompre le traitement, le mal reprendrait tout de suite le dessus, seulement diminuez peu à peu les doses ; de cette manière vous arriverez à une bonne guérison.

Ce traitement est quelquefois aidé d'injections, mais non plus d'injections abortives. M. Ricord donne l'acétate de plomb et le sulfate de zinc de 1 à 2 grammes pour 200 d'eau ; d'autres emploient le nitrate d'argent à la dose de 5 à 10 centigrammes pour 30 grammes d'eau.

Ce n'est pas ma pratique ; je ne fais faire aucune injection, parce qu'elles ne signifient rien à cette période et qu'elles peuvent même entretenir un certain degré d'irritation.

3° *Traitement curatif.* — Que la maladie ait été traitée ou non, si l'inflammation est très grande, il n'y a pas à songer à la juguler.

Alors diverses indications se présentent.

Il faut d'abord un repos complet de l'organe et par conséquent s'abstenir de tout coït.

S'il y a de la fièvre et un état général bien prononcé, on peut recourir aux saignées. Mais il est rare que l'inflammation soit assez grave pour cela : ordinairement elle tombe facilement. Ce ne serait que dans les cas de complication de lymphite avec inflammation très violente que l'on pourrait recourir à la saignée générale.

Les sangsues sont plus fréquemment en usage ; elles soulagent le malade en faisant cesser la tension des parties et sont ainsi d'un grand secours. Elles s'appliquent en différents endroits. Quelques-uns les mettent sur le trajet de l'urèthre et au niveau de la fosse naviculaire ; c'est une très mauvaise manière, elles déterminent de cette façon souvent de l'œdème, de l'inflammation, quelquefois même de l'érysipèle et la gangrène du fourreau.

Ces inconvénients ne sont plus à craindre dans les aines ; mais l'endroit le meilleur, incontestablement, pour leur application, c'est le périnée. D'abord vous ne redoutez plus là ni l'œdème, ni la gangrène, et ensuite quand l'inflammation occupe le méat et la fosse naviculaire, vous obtenez une dérivation beaucoup plus efficace, et quand elle siége près du col de la vessie, vous agissez plus directement sur le mal.

Quelle que soit la région que vous adoptiez, il faut toujours en mettre un assez grand nombre à la fois, quinze à vingt, car, sans cela, vous feriez un appel de sang qui augmenterait encore l'engorgement. Une seule application en général suffit ; dans quelques cas cependant on est obligé de les renouveler.

La plupart du temps, on évite ces émissions sanguines et on se contente d'antiphlogistiques légers, tels que les boissons rafraîchissantes, émulsives, l'eau de lin, le chiendent, tous les sirops acidulés que l'on donne en grande quantité, afin de faire uriner beaucoup. On a objecté à cette manière de faire que, les malades souffrant en urinant, c'était multiplier leurs douleurs que de les faire pisser souvent : c'est une erreur, car, en leur faisant absorber de l'eau dans de grandes proportions, on rend l'urine moins âcre et son passage à travers l'urèthre moins douloureux ; et si vous en voulez la preuve, comparez la miction pendant la journée et celle du matin ; vous verrez que cette dernière est très pénible ; cela tient à ce que l'urine est plus chargée de sels par suite de son séjour plus prolongé dans la vessie, séjour pendant lequel la partie liquide est absorbée, et c'est justement à cet inconvénient que remédient les boissons abondantes.

En ville, il est très difficile de faire prendre ces boissons, dont l'usage empêche de tenir secrète une maladie que l'on veut en général cacher. Conseillez alors simplement de l'eau sucrée, ou de l'eau édulcorée avec le sirop d'orgeat, de groseille, de cerise, de capillaire ou de gomme. Si même ces petits soins sont désagréables aux malades, ne les forcez pas ; ils ne sont pas absolument indispensables.

Les bains entiers, peu chauds et prolongés, soulagent ordinairement, mais il est bon que vous sachiez que, par exception, quelques personnes s'en trouvent plus mal ; chez celles-là, il faut alors se contenter de bains locaux.

Je n'aime pas les bains de siége tièdes, toutes les fois qu'il n'y a pas de plaie à laver, car ils congestionnent le bassin. Les bains locaux émollients ont le même inconvénient sur la verge, ainsi que les cataplasmes, et je les rejette complétement. Je préfère à tout cela des lotions froides, qui n'ont pas le désavantage de favoriser les érections : je fais laver la verge avec de l'eau simple ou légèrement saturnée. Un état inflammatoire très prononcé n'est pas pour moi une contre-indication.

On a conseillé les injections calmantes avec l'eau de guimauve laudanisée ou une décoction de têtes de pavots. Je n'en suis pas grand partisan. La seule injection adoucissante que j'emploie est celle avec l'huile d'amandes douces, encore est-ce plutôt pour occuper le malade que dans le but de lui être utile. En général, gardez-vous des injections, quelles qu'elles soient, dans la période inflammatoire.

En même temps que vous donnez des émollients, entretenez la liberté du ventre, car les efforts de défécation peuvent causer des orchites.

L'élément douleur doit être aussi directement combattu. Différents moyens ont été proposés dans ce but : je vous ai déjà parlé des sangsues ; vous avez vu que, dans certains cas, elles avaient leur utilité. Les cataplasmes, conseillés contre les érections souvent si insupportables, ne valent rien ; loin de les calmer, ils les augmentent. Je les remplace par des compresses laudanisées ou imbibées d'huile camphrée, ou même, tout simplement, par de l'eau froide qui, comme je vous l'ai dit tout à l'heure, apaise la douleur en même temps qu'elle rend les érections plus rares.

A l'intérieur, comme calmant, vous avez en première ligne l'opium, puis le camphre. Il est bon de les associer sous forme de pilules renfermant 2 à 5 centigrammes d'extrait d'opium et 10 à 20 centigrammes de camphre. Ces pilules calment toujours un peu, si elles n'enlèvent pas toute la douleur. Chez les gens dont l'estomac est susceptible, ces médicaments doivent être administrés en lavements, mais à plus fortes doses, 60 centigrammes de camphre par exemple : n'espérez pas cependant obtenir des résultats aussi certains que s'ils étaient pris par la bouche.

Bell employait la jusquiame à la dose de 10 à 20 centigrammes, et Hunter la belladone ; quelques médecins suivent encore leur pratique.

Le nénuphar, sous ses différentes formes, telle que le sirop de nymphæa, est complétement abandonné aujourd'hui.

La digitale est un excellent sédatif : 5 à 10 grammes de teinture éthérée prise le soir soulagent beaucoup ; j'ai eu à m'en louer dans plusieurs occasions.

Il y a une dizaine d'années, le lupulin avait une

grande vogue, comme anaphrodisiaque, grâce aux travaux de M. Personne, qui en avait extrait un principe analogue au camphre. M. Debout est un de ceux qui l'ont le plus préconisé. On en donne de 1 à 4 grammes. J'en ai fait l'essai; il ne m'a jamais été d'aucun secours.

Il existe des procédés barbares que je ne ferai que vous signaler. Vous connaissez la pratique vulgaire qui consiste à rompre la corde, en frappant un vigoureux coup sur la verge; les malades en éprouvent, il est vrai, immédiatement du soulagement, parce qu'il se produit un écoulement de sang qui dégage momentanément les parties, mais elle expose aux épanchements sanguins et aux abcès urineux. Il faut donc la combattre.

On a conseillé aussi, pour prévenir les érections, d'attacher la verge avec la cuisse ou de lier le prépuce au-devant du gland, afin de comprimer celui-ci. Dans ces cas, vous n'obtenez pas le résultat que vous cherchez, car ou l'érection détache le lien, ou il s'ensuit un étranglement considérable et toujours dangereux.

Un moyen bien simple pour calmer les érections et que cependant on néglige souvent, c'est de coucher sur un lit dur. Il réussit presque constamment.

En même temps que l'on emploiera les antiphlogistiques, on devra surveiller le régime; sans prescrire de diète absolue, on conseillera les viandes blanches, les légumes, et l'abstinence de tous les excitants, café, thé, bière, mets épicés, alcooliques, etc.

Le vin, pris en petite quantité et suffisamment étendu d'eau, n'est pas nuisible, mais il faut éviter le vin blanc.

Le suspensoir est recommandé journellement ; je n'en repousse pas absolument l'emploi ; mais je crois qu'on a exagéré ses avantages. Il ne fait rien contre la douleur, et il n'est pas du tout démontré qu'il empêche jamais l'un des accidents les plus communs de la chaudepisse, l'orchite. Sa valeur est donc moindre qu'on ne l'avait pensé.

Nous ne nous sommes occupé jusqu'à présent que de la période inflammatoire de la blennorrhagie. Au bout de quelque temps, quinze à vingt jours en général, quelquefois plus tard, les symptômes s'amendent ; il faut alors abandonner les antiphlogistiques et agir plus directement, car, plus une blennorrhagie dure, plus elle expose aux accidents consécutifs. Dès qu'il n'y a plus de douleur ou au moins presque plus, cessez donc les boissons et les bains, et commencez l'administration du cubèbe et du copahu. Il y a des circonstances cependant où il ne faut pas passer brusquement des émollients aux balsamiques. On fait prendre alors, pendant quelques jours, du sirop de Tolu ou du sirop de bourgeons de sapins du Nord, ou de l'eau édulcorée avec l'un de ces sirops. Mais, une fois que vous en serez aux balsamiques, allez tout de suite par doses fortes. Dans nos salles, nous prescrivons d'emblée 3 à 4 cuillerées à bouche de potion de Chopart. En ville, cette potion est difficilement acceptée ; heureusement, il existe une préparation très utile et très commode, et qui la remplace avantageusement, les capsules au copahu, dont on prescrit aux malades 18 à 24 par jour, en trois fois.

Mais, quelle que soit la forme sous laquelle vous administrerez le copahu, il faut le donner longtemps après les repas : ainsi, si ce sont des capsules, le malade en avalera 6 le matin à jeun, 6 dans la journée et 6 au moment du coucher. De cette façon, le copahu agira d'une manière incessante et troublera moins les digestions, ce que l'on ne peut espérer quand il est ingéré tout d'un coup en grande quantité.

Les lavements au copahu (30 à 50 grammes en émulsion) n'ont pas grande action ; j'en dirai autant des capsules balsamiques introduites dans le rectum.

Rarement on administre le copahu pur, car il cause trop facilement des troubles digestifs (diarrhée, vomissements). On l'associe à l'opium, au ratanhia, au cachou ou à l'alun. Cependant, malgré ces précautions, il est des cas où il ne peut être supporté. On le remplace alors par le cubèbe dont les inconvénients sont moindres. La dose doit être plus forte que pour le copahu, 15 à 30 grammes, soit en capsules, soit en nature, délayé dans l'eau ou pris dans du pain azyme.

Autrefois on employait beaucoup les opiats, c'est la forme médicamenteuse le moins cher. Cette considéra-

tion seule nous la fait conseiller journellement à la con-
sultation publique. Voici la formule de notre opiat :

       Copahu . . . .   20 grammes.
       Cubèbe. . . . .   40 grammes.
       Essence de menthe. . . . .   q. s.

On en prend de 20 à 30 grammes par jour dans du pain à
chanter.

Il arrive quelquefois que le malade ne se trouve pas
bien du cubèbe ou du copahu pris séparément ou mélangés ensemble ; dans ce cas, les deux substances peuvent
encore être administrées concurremment, mais à la condition d'en alterner les prises : donnez, par exemple,
6 capsules de copahu le matin, 6 de cubèbe dans la
journée et 6 de copahu le soir ; le lendemain, commencez
par le cubèbe, et ainsi de suite. Cette manière d'administrer les balsamiques, quelque simple qu'elle paraisse,
me rend tous les jours de grands services et je vous la
recommande toutes les fois qu'une chaudepisse sera
rebelle au copahu ou au cubèbe donnés séparément.

Comment agissent le cubèbe et le copahu ? Est-ce par
révulsion ou autrement ? Ils purgent assez fréquemment,
c'est vrai ; mais cette action dérivative, quoique salu-
taire dans certains cas, est tout à fait accessoire. Leur
véritable action consiste en une modification des urines
qui acquièrent, sous leur influence, des propriétés parti-
culières ; et la preuve, c'est que, dans les vaginites où l'urè-

thre reste sain, les balsamiques ne donnent aucun résultat, et que, quand elles sont accompagnées d'uréthrite,
on constate immédiatement leur action sur le conduit
excréteur de la vessie. Une autre preuve se tire des
blennorrhagies anales qui ne sont nullement modifiées
par le copahu. Du reste, plusieurs observations curieu-
ses confirment l'action des balsamiques sur l'urine.
M. Ricord a vu un malade atteint d'hypospadias traumatique et qui gagna une blennorrhagie. On lui donna
le copahu, et voici ce qui arriva : la partie postérieure,
la seule parcourue par l'urine, guérit, mais il fallut
traiter par les injections la partie antérieure que l'urine
n'avait pas traversée. M. Ricord a cité un cas encore plus
curieux; il s'agit aussi d'un hypospadias, mais il diffé-
rait de celui dont nous venons de parler, en ce qu'il
pouvait se fermer en pliant la verge dans un certain
sens, ce qui rétablissait la continuité du canal. Le malade
prit une chaudepisse et le copahu fut administré, en
engageant le malade à uriner par la fistule. La partie
postérieure de l'urèthre guérit comme précédemment
et l'écoulement continua en avant. On fit alors fermer
l'orifice accidentel de manière que l'urine passât dans
la partie antérieure de l'urèthre, et celle-ci guérit à son
tour.

Un fait qui a de l'analogie avec les précédents et qui
peut s'en rapprocher, s'est offert à mon observation. Je
donnais des soins à un malade affecté de blennorrhagie

L'écoulement persistant, malgré un traitement régulier, je fus amené à l'examiner attentivement et je découvris à l'entrée du méat une espèce de cul-de-sac que l'urine n'atteignait pas. Il était rouge, enflammé, et le siége d'une sécrétion purulente abondante. Je fus obligé d'agir directement sur lui au moyen d'injections, et tout s'arrêta.

On a voulu tirer parti de cette action des principes balsamiques sur l'urèthre et on a conseillé le copahu pur en injections. Tous les résultats ayant été négatifs, il fallut bien admettre que l'économie leur faisait subir une certaine modification, modification indispensable, mais que nous ne connaissons pas. C'est donc le copahu ainsi modifié qu'il fallait employer et non le copahu pur. M. Hardy s'est livré à des expériences dans ce sens. Il a donné le copahu à des femmes atteintes de vaginite, puis leur a fait faire avec leur propre urine des injections dans le vagin. Ces tentatives ont été fréquemment couronnées de succès, mais la répugnance que manifestent souvent les malades l'a forcé à y renoncer.

Ainsi donc, les balsamiques sont les vrais spécifiques de la blennorrhagie, mais à la condition de les administrer par la bouche. Malheureusement, absorbés de cette manière, ils ont aussi des inconvénients : ils amènent du dégoût, de la diarrhée, des vomissements, et un grand désordre des fonctions de l'estomac ; enfin, on peut voir à la suite de leur administration une éruption couvrir tout le corps. Cette éruption consiste en taches d'un rouge assez vif, occupant en général la face externe des membres et surmontée d'un petit point central, et parfois même d'une véritable vésicule. Les identistes ont invoqué cette roséole pour assimiler la blennorrhagie à la syphilis. Il n'y a cependant pas la moindre ressemblance entre ces deux manifestations cutanées. La roséole copahique est accompagnée de vives démangeaisons et disparaît quand on cesse le copahu. Ces caractères seuls suffisent pour la différencier de la vraie roséole.

Les inconvénients de ces balsamiques ont fait chercher d'autres moyens de guérir la chaudepisse. On a vanté la térébenthine à la dose de 2 à 4 grammes par jour; cette substance a fourni quelquefois de bons résultats, mais elle ne vaut pas le copahu et convient surtout dans les blennorrhagies chroniques. L'eau de goudron a été essayée à son tour, mais elle n'a pas grande valeur.

Les moyens empiriques, tels que les drastiques, la coloquinte et la gomme-gutte, jouissent d'une grande réputation parmi le peuple. Enfin, les militaires font souvent usage d'un remède qui leur est propre et qui consiste en un mélange de poudre à canon et d'eau-de-vie. Ce moyen n'est pas exempt de dangers et les résultats en sont très incertains. Les quelques bons effets qu'ils ont pu produire s'expliquent par l'action dérivative qu'ils ont amenée.

Moyens directs. — Quand la période aiguë de la ma-

ladie est passée et que la douleur est calmée, arrivez aux
lotions et aux bains rafraîchissants, donnez des douches
froides sur la verge et les testicules, et, enfin, passez
aux injections qui sont ici véritablement à leur place. J'ai
déjà blâmé les médecins qui les conseillent en même
temps que les balsamiques. Je vous répète de nouveau
de ne pas les imiter. Attendez toujours que l'action du
copahu ou du cubèbe soit épuisée. C'est alors seulement
que je fais faire deux injections par jour, une le matin et
une le soir, avec :

> Sulfate de zinc. . . . .   4 gramme.
> Sous-acétate de plomb. . . . .   4 gramme.
> Eau. . . . .   125 grammes.

ou avec :

> Alun . . . .   2 à 4 grammes.
> Eau. . . . .   125 grammes.

ou :

> Tannin. . . . .   0,50 grammes.
> Eau . . . .   30 grammes.

Cette dernière injection, celle faite avec le vin surtout,

> Vin rouge du Midi. . . . .   40 à 50 grammes.
> Eau de roses . . . .   100 grammes.

trouvent leur indication dans les écoulements très anciens.

L'injection par excellence et qui a été le plus vantée,
est celle au nitrate d'argent. C'était la seule que M. Ricord

employât autrefois. Elle était composée de la façon suivante :

Nitrate d'argent. . . . .   5 à 10 centigr.
Eau. . . . .   30 grammes.

Je crois qu'il ne faut l'employer qu'à une époque très
éloignée du début de la chaudepisse, et même encore je
préfère l'acétate de plomb.

Les injections au sous-nitrate de bismuth réussissent
très bien. Cette substance agit comme corps isolant ;
20 à 30 grammes dans 125 d'eau distillée, c'est-à-dire
une forte dose, sont nécessaires, sans cela le dépôt qui
se fait serait insuffisant pour isoler les surfaces.

Le chloroforme n'a pas plus de valeur que dans la
méthode abortive, et il fait beaucoup souffrir.

L'iodure de fer peut rendre quelques services chez
les individus à chairs molles.

Le sublimé a été préconisé par ceux qui croyaient la
blennorrhagie syphilitique. Il exaspère l'inflammation et
ne convient que dans les vieilles chaudepisses. Il m'a
réussi quelquefois dans ces circonstances, à la dose
de 0,05 pour 30 grammes d'eau.

Le perchlorure de fer compte aussi quelques succès,
mais il détermine parfois une espèce d'exsudation couen-
neuse très désagréable. J'y ai renoncé.

Des objections nombreuses ont été faites aux injections ;

la plupart sont sans fondement, et l'expérience les a
jugées. Il est complétement injuste de leur attribuer la
rétrocession de l'inflammation, et de vouloir mettre sur
leur compte toute cystite ou orchite qui vient compliquer
la blennorrhagie.

Je dirai plus, je suis intimement persuadé que, si elles
pouvaient agir sur toute l'étendue de la partie malade,
elles guériraient certainement.

C'est pour éviter cette prétendue retrocession que
M. Langlebert a imaginé sa seringue à jet récurrent
avec laquelle l'injection ne peut dépasser le point où se
trouve l'extrémité profonde de la canule. De cette façon,
dit-il, le liquide caustique ne va pas plus loin qu'on ne
veut, et l'on ne craint pas de pousser en arrière l'inflammation. L'idée est ingénieuse, malheureusement elle ne
remplit pas son but; car, ou l'injection atteint toute la
partie enflammée, condition indispensable pour espérer
un bon résultat, ou elle en laisse une partie, et alors le
remède est imparfait. Or, précisément M. Langlebert
n'a pas de moyen d'apprécier si la cautérisation a été
complète; il ne sait pas si le bout de sa seringue s'arrête
juste au niveau du mal, s'il le dépasse ou non; pour
peu donc qu'il reste de l'inflammation, elle s'étendra
rapidement dans le voisinage; d'un autre côté, si M. Langlebert enfonce trop sa seringue, et s'il attaque une portion saine du canal, il aura à redouter ce qu'il appelle
rétrocession, c'est-à-dire qu'il aura agrandi le champ

inflammatoire. La seringue à jet récurrent n'aurait d'avantage que dans les vieilles chaudepisses, entretenues par l'inflammation des follicules les plus postérieurs de l'urèthre, dont quelques-uns, comme on le sait, sont dirigés d'arrière en avant, et ne peuvent être atteints par les injections ordinaires.

Les rétrécissements de l'urèthre ont été aussi imputés aux injections, et l'on a soutenu qu'ils étaient plus fréquents aujourd'hui qu'autrefois, grâce à l'emploi plus fréquent des injections. Je m'inscris en faux contre cette opinion. Les rétrécissements sont aujourd'hui mieux étudiés, mieux connus, voilà tout, et c'est ce qui a causé l'erreur et fait croire à leur plus grande fréquence.

Les injections, telles qu'on les fait maintenant, ne donnent pas de rétrécissement ; bien loin de là, elles doivent les prévenir en arrêtant l'inflammation et l'empêchant de s'étendre au tissu cellulaire sous-muqueux. Je n'en dirai pas autant des injections abortives violentes qui peuvent amener la formation de tissu inodulaire ; heureusement on s'en sert peu. Enfin, si ces raisons ne suffisaient pas, la saine observation des faits convaincrait les plus incrédules, car il n'est pas de médecin qui n'ait vu de rétrécissement chez des individus qui n'avaient jamais fait usage d'injections.

Une dernière objection des plus puériles et que je vous cite seulement pour mémoire, est la suivante : on a prétendu que, les injections arrêtant l'écoulement, c'était enfermer le loup dans la bergerie ; que, l'écoulement étant absolument nécessaire pour éviter la syphilis constitutionnelle, ou pour en purger l'économie, dans le cas où la diathèse serait déjà établie, il ne fallait pas chercher à l'arrêter. Une telle opinion tombe d'elle-même, et je ne chercherai pas à la combattre ; du reste je vous ai déjà fait ma profession de foi à cet égard.

Là se termine ce que j'avais à vous dire des injections, mais celles-ci ne constituent pas le seul remède local à opposer à la blennorrhagie. Il en est d'autres qu'il nous reste à examiner.

La balanoposthite se guérit souvent par le simple isolement des surfaces ; cela a donné l'idée de tenter un traitement analogue pour la blennorrhagie, et, dans ce but, on a imaginé d'introduire des mèches dans le canal, afin d'empêcher le contact des parois uréthrales. Ce procédé est ingénieux et aurait pu produire d'excellents effets, mais l'application en est très difficile. M. Ricord, qui avait inventé un petit instrument spécial pour faciliter l'introduction de ces mèches, a dû y renoncer. Les injections concentrées au sous-nitrate de bismuth remplissent le même but par le dépôt qu'elles occasionnent dans le canal.

Les mèches isolantes peuvent aussi être avantageusement remplacées par les bougies de cire ou de gomme. En les introduisant dans l'urèthre, on évite bien sûrement le contact de la muqueuse avec elle-même, muqueuse à laquelle on imprime en même temps une certaine modification; c'est pourquoi ces bougies réussissent à merveille dans les blennorrhées. Je préfère les bougies de cire, parce qu'elles ne fatiguent pas le canal. On peut, du reste, ajouter à leur effet purement mécanique en les enduisant de différentes pommades résolutives (onguent mercuriel, iodure de potassium, pommade à la belladone ou au nitrate d'argent). De cette façon, on agit directement sur les follicules que l'on soumet ainsi à un véritable pansement interne et sur lesquels on peut encore agir plus directement, c'est-à-dire par compression, en employant de fortes bougies ; mais ce cathétérisme n'est pas toujours inoffensif; il agace, énerve quelquefois le patient et amène des cystites et des orchites; il est donc bon de prévenir le malade de la possibilité de cet accident.

Si la blennorrhagie a résisté à tous ces agents thérapeutiques, il en est un, la cautérisation directe, qui en triomphe assez souvent. Comme, dans la plupart des cas, la maladie est entretenue par un état fongueux du canal, on commence par en déterminer le siége avec une sonde à olive, puis on porte le caustique dans ce point; on modifie ainsi l'état du canal, et l'on peut espérer la guérison. Cette méthode est rarement en usage aujourd'hui; elle a cependant moins d'inconvénients que le traitement par les bougies laissées à demeure.

Ces blennorrhées tenaces ont été aussi combattues par les vésicatoires. B. Bell en était très partisan. Il les appliquait au périnée, afin d'agir plus sûrement sur les parties profondes de l'urèthre. Quelques-uns les mettent sur le canal même. Mais, en général, ne les appliquez pas sur la verge, ils ont le même inconvénient que les sangsues et pourraient déterminer la gangrène. Mettez-les plutôt aux cuisses. Il est vrai qu'ils seront moins efficaces, mais au moins vous ne courrez aucun danger.

Hunter dit avoir guéri des blennorrhées en faisant passer un courant électrique à travers l'urèthre. Je n'ai jamais essayé ce moyen et ne connais personne autre qui s'en soit servi.

Les individus atteints de blennorrhée poussent souvent trop loin les précautions et s'abstiennent quelquefois complétement de femmes dans la crainte de les infecter. Dans ces cas-là, cependant, le coït modéré ne peut leur être nuisible, il faut même le leur conseiller; car les érections fréquentes, occasionnées par la continence, fatiguent bien plus que le rapprochement sexuel, seulement vous aurez soin, bien entendu, d'attendre que l'écoulement ait perdu ses propriétés contagieuses.

On rencontre quelquefois des blennorrhées qui résistent à toutes les médications que nous avons passées en revue; c'est qu'en effet il n'y a pas de lésion locale, la maladie est entretenue par un état général tout à fait analogue à celui qui engendre les flueurs blanches chez les femmes anémiques. On conçoit dès lors qu'il faille avoir recours aux reconstituants, et c'est le cas d'administrer le fer, l'iodure de potassium, l'iode, l'huile de foie de morue, et en un mot tous les composés iodés qui agissent non-seulement sur l'état général de l'individu, mais aussi directement sur les follicules. Les bains de mer, conseillés par Hunter, les bains froids, l'hydrothérapie, font merveille dans ces circonstances. Si le malade est dartreux et que sa blennorrhagie soit accompagnée d'un eczéma chronique des bourses, comme on le voit souvent, attaquez l'eczéma, c'est en le guérissant que vous tarirez l'écoulement uréthral.

Babington avait remarqué que les blennorrhées se rencontraient chez les individus à urine alcaline ou acide, et il avait attribué à cet état des urines la persistance de l'écoulement. Il se trompait singulièrement, car il n'avait pas vu que ce suintement chronique était dû à la même influence que la modification des urines, et que c'était encore en agissant sur la constitution que l'on avait des chances de guérir.

J'ai relégué ici le traitement mercuriel, parce que je n'ai qu'un mot à en dire; ayant complétement séparé la chaudepisse de la syphilis, il en découle tout naturellement que je rejette le mercure. Mais tous ne partagent pas entièrement mon avis, et M. Baumès, croyant que la chaudepisse est une demi-syphilis, conseille, avec M. Lagneau, un demi-traitement mercuriel. Il n'y a qu'une objection à leur faire, et elle est capitale. Il n'existe pas de demi-vérole : on a la vérole, ou on ne l'a pas ; par conséquent, ce dernier traitement ne signifie rien.

Un dernier avis avant de clore cette étude. Vous serez souvent consultés par des malades prétendant avoir des chaudepisses à répétition, c'est-à-dire revenant spontanément à certaines époques. Il est vrai que les excès ou les érections prolongées peuvent raviver une inflammation endormie et faire reparaître l'écoulement. Revenez alors au même traitement que nous avons institué. Mais ces cas sont rares, et gardez-vous de croire à la fréquence de ces prétendues chaudepisses de retour, surtout lorsqu'elles reparaîtront après trois mois, six mois, un an, etc. Presque toujours, en effet, elles sont dues à de nouvelles contagions.

Complications de la blennorrhagie.

Les complications de la blennorrhagie sont : l'*orchite*, la *cystite*, la *prostatite*, l'*arthrite* et l'*ophthalmie blennorrhagiques*.

ORCHITE

(*Chaudepisse tombée dans les bourses, hernie humorale* des
Anglais, etc.).

Je n'entamerai pas, à l'exemple de certains auteurs, des
discussions pour savoir s'il faut appeler la complication
dont nous nous occupons, *orchite* ou *épididymite*. Ces
discussions n'ont aucun intérêt et aucune portée pratique. Tout le monde sait ce que l'on entend par orchite,
et bien que la désignation d'épididymite soit plus exacte,
je n'en conserverai pas moins le premier de ces noms,
par la seule raison qu'il est le plus généralement employé. Je ne veux pas dire cependant que je ne me ser-
virai jamais du mot *épididymite*; bien au contraire, dans
le courant de cette étude, les deux désignations, *orchite*
et *épididymite*, seront souvent prises l'une pour l'autre.

NATURE. MÉCANISME. — Quelle est la nature de
l'orchite ? Pourquoi l'épididyme se prend-il à la suite
d'une chaudepisse, et par quel mécanisme se gonfle-t-il ?
Telles sont les questions qui se présentent tout d'abord
à l'esprit.

Une première opinion invoque la métastase, et prétend
que l'inflammation est transportée directement de
l'urèthre au testicule, sans passer par le canal déférent.
Les fauteurs de cette idée s'appuient sur ce que l'écoulement diminue ou disparaît complétement quand l'orchite se déclare. Je ne regarde pas ces arguments comme

ayant une grande consistance. Il arrive, en effet, très souvent que l'écoulement conserve son abondance, malgré l'inflammation glandulaire ; s'il diminue quelquefois, il n'y a rien non plus de bien surprenant, l'inflammation épididymaire pouvant agir comme un révulsif. Et même dans les cas où il cesserait tout à fait, ce qui est très rare, cela ne serait pas encore pour moi une preuve suffisante : l'inflammation blennorrhagique, dans sa marche régulière, envahissant successivement des parties de plus en plus profondes du canal, rien ne répugne à admettre qu'il arrive un moment où elle abandonne complétement l'urèthre et se réfugie tout entière dans le testicule. C'est plutôt, il me semble, un argument en faveur de la propagation par continuité de tissu.

Je ne nie pas toutes les orchites métastatiques, puisqu'on en rencontre bien réellement des exemples à la suite des oreillons ou dans le courant de la variole ; mais elles ne sauraient être comparées aux orchites blennorrhagiques dont nous entendons seulement nous occuper, ni par la marche, ni par le siége même de la maladie, les orchites métastatiques affectant plutôt le corps du testicule que l'épididyme.

Souvent, à la suite d'une chaudepisse, l'épididyme seul se tuméfie, et il n'y a rien d'appréciable, au moins en apparence, dans le canal déférent. Ce sont ces cas-là que l'on a cherché à expliquer par la *sympathie*, expression qui ne sert le plus souvent qu'à cacher l'ignorance dans laquelle nous sommes sur la manière dont se produit ce retentissement inflammatoire. Aussi n'est-ce qu'en passant, et pour vous édifier sur sa valeur, que je vous signale cette opinion.

Le véritable mécanisme de l'orchite blennorrhagique, le seul que l'on doive admettre, c'est la propagation de l'inflammation par continuité. Très souvent, en effet, on peut suivre la marche de la maladie, et l'on voit se prendre successivement le canal déférent, l'épididyme, puis le testicule. Les cas rares, où le canal déférent paraît être resté sain, ne constituent pas une objection à cette manière de voir, l'inflammation pouvant bien n'y avoir pas laissé de traces de son passage.

Ainsi donc, cette dernière opinion, l'inflammation par continuité de tissu, est la plus rationnelle. Elle est considérablement fortifiée par cette circonstance, que c'est toujours quand l'inflammation est dans la partie profonde de l'urèthre, que se déclare l'orchite, comme le démontrent les relevés de MM. Gaussail, Aubry, de Castelnau, qui ont trouvé une moyenne de cinq à six semaines de durée de la chaudepisse, quand la glande séminale se prenait. Ces relevés, d'ailleurs, sont en rapport avec ce que nous observons chaque jour dans nos salles : il ne se passe guère de visites, en effet, pendant lesquelles vous ne m'entendiez demander aux malades depuis quand ils avaient la chaudepisse, lorsque l'inflammation testiculaire s'est déclarée, et la réponse, presque invariable, c'est de quatre semaines à deux mois.

Les trois opinions que nous venons d'énoncer ne diffèrent que par le mécanisme, mais elles sont d'accord sur un point, le siége de la maladie. Toutes admettent que la phlogose, la sympathie ou la métastase, affectent le tissu glandulaire et surtout les canaux excréteurs (épididyme). Rochoux a soutenu une thèse complétement opposée. Dans un travail fort intéressant, publié dans les *Archives générales de médecine* (1), il avance que l'orchite est constituée tout entière par une inflammation de la vaginale. C'est une grave erreur. Sous l'influence de la blennorrhagie, les séreuses des articulations s'enflamment; on conçoit donc que les autres séreuses et la vaginale, par conséquent, puissent être également atteintes. Mais enfin, bien que l'esprit le conçoive, nous ne connaissons pas de cas de ce genre où la séreuse testiculaire ait subi seule le retentissement inflammatoire, la glande spermatique restant saine; ce que l'on voit, ce sont des orchites dans lesquelles la vaginale est le siége d'un épanchement si considérable, que l'on pourrait croire que toute la lésion réside dans cet amas de sérosité. Et encore, dans ces cas-là, il n'en est rien, l'épanchement n'est qu'un phénomène acces-

(1) *Du siége et de la nature de la maladie improprement appelée orchite blennorrhagique* (*Archiv. gén. méd.*, 2ᵉ série, 1833, t. II, p. 51).

soire; une fois le liquide résorbé ou évacué, on peut saisir le véritable point de départ de la maladie, en palpant l'épididyme dont la tuméfaction persistante décèle l'origine réelle du mal. Je ne conteste pas l'inflammation de la tunique vaginale, mais je la considère comme secondaire, et je la compare aux inflammations pleurales de certaines pneumonies périphériques.

Le travail de Rochoux n'en est pas moins important, en ce qu'il a appelé l'attention sur cette hydrocèle aiguë, dont on n'avait pas tenu assez compte ; peut-être même a-t-il été le point de départ du traitement de l'orchite par la ponction. Bien qu'il renferme un fait faux, il a donc néanmoins été utile.

En résumé, pour nous, l'orchite est l'inflammation des parties constituantes de la glande séminale, de l'épididyme surtout, inflammation qui ne se montre que lorsque la blennorrhagie a envahi les environs du *verumontanum*. Mais comment se fait-il que l'inflammation de ce point ne produise pas toujours une épididymite ? Nous n'en savons véritablement rien dans l'immense majorité des cas : des malades restent bien tranquilles chez eux, soignant attentivement leur chaudepisse, et ils sont pris d'orchite ; à côté d'eux, vous en voyez qui ne gardent aucun ménagement, et qui échappent à cette complication. Il ne faut cependant pas se fier à ces exemples d'impunité, car il est des cas où l'influence des causes occasionnelles ne saurait être mise en doute.

Le froissement des bourses, les fatigues de toutes sortes, promenades en voiture, équitation, marches forcées, les boissons irritantes, les injections trop fortes dans l'urèthre, l'action de retenir longtemps ses urines; le coït pratiqué malgré l'existence d'une chaudepisse, sont autant de causes qu'il ne faut pas nier. Quant à la continence, contrairement à ce qu'on a dit, je ne crois pas qu'elle soit jamais le point de départ de l'orchite.

Une dernière opinion voudrait que l'orchite ne se montrât que lors de l'administration des balsamiques, en mettant ainsi sur le compte de ceux-ci l'inflammation glandulaire. Le copahu peut bien amener un peu d'irritation au col de la vessie; mais ordinairement elle disparaît avec rapidité et sans laisser de traces; et avant d'émettre une pareille opinion, on aurait dû songer qu'on ne donne le cubèbe ou le copahu que quand la blennorrhagie est déjà dans la région prostatique, et que par conséquent, à ce moment-là, une orchite peut se déclarer sans qu'il soit besoin d'accuser les balsamiques. Je ne voudrais cependant pas être trop exclusif, et j'admettrais que l'administration intempestive des balsamiques est probablement parfois la cause de l'explosion de l'orchite. C'est peut-être même, grâce à la légère irritation causée dans l'urèthre par ces substances, que Ribes guérissait les épididymites en faisant prendre à ses malades le cubèbe ou le copahu, dès qu'ils étaient affectés de cette complication. Les succès de sa médication s'expliqueraient alors par une sorte de révulsion, ramenant dans le canal, son siége primitif, l'inflammation qui avait dévié vers l'organe sécréteur du sperme.

MARCHE. SYMPTÔMES. — Le début de l'épididymite est très variable; quelquefois très rapide, il est d'autres fois très lent. Souvent elle s'annonce par des signes prodromiques, consistant en un malaise général, une gêne et une pesanteur au périnée, et une douleur dans les lombes plus prononcée à droite ou à gauche, suivant que l'inflammation va envahir le testicule droit ou le testicule gauche. Ces prodromes durent un ou deux jours; ils sont surtout appréciables chez les individus qui s'observent bien; chez les ouvriers, au contraire, ils sont à peine sensibles, et la marche de la maladie paraît plus rapide. Cela tient probablement à leur genre d'occupations, qui les exposent à des fatigues continuelles, et peut-être aussi à ce que, s'étudiant avec moins de soin, ils ne sont plus à même de nous en rendre compte.

Quelle que soit la durée de ce début, c'est toujours, comme nous l'avons établi, vers la troisième ou cinquième semaine de la blennorrhagie que la glande se tuméfie.

En général, l'inflammation ne se déclare que d'un seul côté, rarement des deux à la fois. Quand cela a lieu, il est ordinaire de voir une bourse plus grosse que l'autre,

ce qui prouve qu'elles n'ont été atteintes que successivement ; il y a une véritable bascule : la phlogose diminue
dans un testicule quand elle envahit l'autre, et *vice versâ* ;
mais, je le répète, il est très rare de les voir tous deux
enflammés au même degré.

L'épididymite une fois établie, nous observons deux
ordres de symptômes, des symptômes généraux et des
symptômes locaux.

Symptômes généraux. —Ordinairement ils sont très
légers ; le malade se plaint seulement de gêne dans les
reins, d'un peu de malaise et de courbature. Mais quel-
quéfois la douleur lombaire est très vive ; de la région
rénale cette douleur se répand dans le ventre, vers la
partie interne et supérieure des cuisses et même sur la
fesse ; elle tourmente beaucoup le malade, le prive de
tout mouvement et le force à garder le lit ; il peut même
s'ensuivre de l'insomnie avec accélération du pouls.

Cet état est assez rare ; le plus fréquemment c'est l'embarras gastrique qui domine. Cet embarras gastrique se
réduit généralement à de l'inappétence, de la constipation, un enduit saburral de la langue et une teinte jaunâtre de la face ; dans quelques circonstances cependant,
il est accompagné d'un mouvement fébrile très intense
qui anime le visage et amène du délire. Il est vrai de
dire qu'un retentissement aussi considérable sur l'économie se rencontre bien plutôt quand le parenchyme
testiculaire participe à l'inflammation, auquel cas s'a-

joutent encore des nausées, des vomissements et de véritables signes d'étranglement.

Quelque intenses que soient ces symptômes réactionnels, ils s'arrêtent ordinairement au bout de quarante-huit heures ; on peut néanmoins les voir se prolonger pendant une semaine ; en tous cas, ils cessent bien avant les signes locaux.

Symptômes locaux. — Ceux-ci sont excessivement variables, à ce point qu'il est rare de trouver deux orchites se ressemblant exactement. En effet, les parties les plus importantes qui entrent dans la composition de l'organe sécréteur du sperme sont : dans le cordon, le canal déférent et les vaisseaux sanguins qui l'accompagnent, reliés par du tissu cellulaire ; dans les bourses, l'épididyme, le corps même du testicule, la vaginale et enfin les téguments. Toutes ces parties peuvent être atteintes dans l'orchite, ensemble ou isolément, et, comme elles s'associent de différentes façons, on conçoit la diversité d'aspect que présentera l'orchite et la variété d'impressions qu'elle fournira au toucher. Tâchons d'en donner une idée, en allant du simple au composé.

Quand l'inflammation est légère, on sent, en explorant le scrotum, le canal déférent, un peu augmenté de volume. On dirait que sa gaîne celluleuse s'est tuméfiée ; la pression y est à peine douloureuse, et il est parfaitement libre d'adhérences avec les vaisseaux sanguins spermatiques. L'épididyme qui lui fait suite, est aussi gonflé. C'est ce gonflement qui a principalement attiré l'attention des observateurs, et qui a valu à la maladie dont nous nous occupons le nom d'épididymite. Il est souvent borné à la queue, quand l'inflammation n'est pas très vive; d'autres fois, il l'envahit tout entier et le tuméfie uniformément, sans changer son aspect général; mais si l'inflammation devient plus intense, l'épididyme se déforme rapidement, se déplace même un peu, et donne à la main qui l'explore les sensations les plus variées. Il est tantôt aussi gros que le testicule, de manière à former deux tumeurs égales et juxtaposées; tantôt il est plus volumineux; le plus ordinairement il se développe sur les côtés, de façon à s'arrondir et à constituer une cupule concave en avant pour recevoir la glande séminale, qui y est quelquefois presque entièrement logée; d'autres fois, c'est en long qu'il se développe, et sa tête et sa queue viennent empiéter sur le bord antérieur du testicule.

Dans d'autres cas, la queue de l'épididyme seule contribue à la formation de la petite cupule qui supporte la glande, et la tête reste souple; le testicule alors est assez souvent vertical, au lieu d'être dirigé d'avant en arrière et de haut en bas: on dirait véritablement que le poids de la queue l'a fait basculer. Ailleurs, la tête est beaucoup plus grosse que la queue; mais, en explorant attentivement, on sent que celle-ci est toujours plus ou moins tuméfiée; de sorte que l'on peut dire que, quand la tête est prise, elle ne l'est jamais isolément. Il n'en est pas de même de la queue, dont l'engorgement se rencontre très bien seul, et sans que la tête y participe en aucune façon. Enfin, j'ai vu des épididymes aplatis d'un côté à l'autre et posés sur le testicule comme une vraie crête, et d'autres, tout à fait triangulaires, dont la base était appliquée sur le testicule.

Avec toutes les modifications de forme de l'épididyme que nous venons de signaler, le canal déférent peut rester normal ou bien être tuméfié proportionnellement. Je l'ai observé plusieurs fois présentant des bosselures dans le voisinage de l'épididyme, et cela, sans qu'il y ait trace de tubercules, comme le prouvait la disparition prompte de ces nodosités en même temps que l'élément inflammatoire.

Le testicule, pendant cela, reste communément souple et mou, et, tandis que la moindre pression exercée sur l'épididyme est très douloureuse, on peut le palper sans provoquer de sensation pénible; sa mollesse tranche sur la dureté de l'épididyme, et souvent on apprécie parfaitement bien la ligne de démarcation qui les sépare, ligne indiquée par une petite rainure ou gouttière; d'autres fois cependant, les bords de l'épididyme s'appliquent si exactement sur le testicule, qu'il est impossible de déterminer nettement la limite de l'un et de l'autre; il faut dire que cela se rencontre surtout quand la glande est elle-même un peu tuméfiée, ou que la vaginale est légèrement distendue par de la sérosité.

La participation de la glande séminale à l'inflammation n'est pas excessivement rare dans l'orchite blennorrhagique, elle coïncide généralement avec une grande
acuité des symptômes ; mais on l'observe aussi quand
l'orchite paraît légère et qu'il n'y a pas un gonflement
considérable de l'épididyme. Dans tous les cas, l'allure
est la même ; la douleur, qui jusque-là avait été bornée à
l'épididyme et était supportable, devient atroce par suite
de l'étranglement du tissu glandulaire, emprisonné dans
une membrane fibreuse inextensible : les malades poussent des cris, et leurs regards sont pleins d'anxiété et de
crainte quand ils voient qu'on se prépare à les examiner, tant le moindre contact leur est intolérable.

Que le testicule soit enflammé ou non, la tunique
vaginale renferme souvent du liquide, mais cette
hydrocèle aiguë n'est que consécutive à l'état de l'épididyme, siége principal de la maladie, et jamais elle ne
constitue à elle seule la maladie tout entière, comme l'a
voulu soutenir Rochoux. L'épanchement, du reste,
n'est pas toujours en rapport avec l'inflammation de
l'épididyme ; quelquefois il est très considérable quand
celui-ci est peu tuméfié, et *vice versâ*. Je dois faire remarquer cependant qu'en général, l'épanchement se rencontre de préférence avec des orchites assez intenses.

Si nous réunissons, maintenant, les différents signes
que la description nous a forcés de séparer, nous voyons
que, dans une orchite ordinaire, de moyenne intensité,

ils se résument en ceux-ci, facilement appréciables par le toucher :

Canal déférent augmenté de volume, situé derrière les vaisseaux sanguins du cordon, dont il devient plus distinct.

Épididyme, lui faisant suite, également tuméfié et recevant sur sa partie antérieure le testicule, dont la tunique vaginale renferme un peu de sérosité.

Les choses ne sont pas toujours aussi simples, car il y a des cas où le gonflement a tellement tout envahi, tissu cellulaire, enveloppes tégumentaires et glande, qu'il devient très difficile, sinon impossible, de rien distinguer. Le canal déférent est énorme, gros comme le petit doigt, libre encore, ou confondu avec les vaisseaux sanguins du cordon, dont il se distingue néanmoins par sa dureté, ou, dans un degré plus avancé, dont il ne se distingue plus du tout : quand tous les éléments du cordon sont ainsi réunis en une seule masse par l'inflammation, ils forment une espèce de corde dure et tendue qui remonte dans le canal inguinal ; et comme en même temps l'épididyme se trouve d'ordinaire le siége d'un gonflement considérable, à peine si entre la tumeur testiculaire et le pubis il y a assez de place pour laisser passer le pouce et l'index qui veulent explorer le cordon.

Le scrotum, qui, dans les orchites légères, a pu rester à l'état normal, est ici rouge, chaud, tendu ; ses plis sont effacés ; le raphé n'occupe plus la ligne médiane ;

il se trouve au devant de la tumeur, qui est en même temps le siége d'un œdème très notable. Cet œdème est ordinairement plus prononcé en bas et en arrière, au niveau de la queue de l'épididyme; mais il peut être général; en tous cas, il est rare de le voir dépasser la cloison qui sépare les bourses, de sorte qu'il existe un contraste frappant entre les deux côtés, dont l'un est lisse, rouge, tendu, et l'autre flasque, ridé. Quand l'inflammation est très vive, et surtout quand cet état aigu se prolonge, on voit quelquefois l'œdème envahir un peu la bourse opposée.

Les enveloppes testiculaires tuméfiées à ce degré, ne permettent plus d'apprécier ni le testicule, ni l'épididyme, et à plus forte raison, leurs rapports respectifs ; on arrive à les reconnaître indirectement et par des moyens détournés, comme je le montrerai au chapitre du diagnostic. Tout ce que l'on peut encore sentir, malgré cet empâtement général des tissus, c'est la fluctuation, que l'on doit, comme on le sait, rechercher en avant, dans la majorité des cas. Il est un signe que je ne dois pas passer sous silence et qui coïncide avec une vive inflammation, c'est l'adhérence du scrotum à la tumeur testiculaire, dans le point correspondant à la queue de l'épididyme, adhérence qui se trouve naturellement en avant ou en arrière, suivant qu'il y a inversion ou non. C'est un caractère que je rappellerai au diagnostic de cette anomalie.

Je viens de décrire les symptômes qui accompagnent l'orchite légère et l'orchite la plus intense. Entre ces deux extrêmes, il y a de nombreuses variétés, qu'il est impossible de faire rentrer dans une description générale, mais que l'on comprendra sans peine. Je dirai seulement que le développement des bourses n'indique pas toujours une grande acuité de la maladie : telle orchite est très douloureuse, qui ne s'aperçoit pas extérieurement et que le toucher seul fait reconnaître ; telle autre est énorme et à peine sensible ; si on la palpe, on sent le testicule et l'épididyme, peu tuméfiés, flottant dans une grande quantité de liquide, qui seul constitue la tumeur, et l'on voit la peau trembler absolument comme un abdomen médiocrement distendu par une ascite. Ces cas-là indiquent en général une grande laxité de la vaginale et une disposition à ce que l'épanchement se convertisse en véritable hydrocèle.

Les rapports des parties enflammées ne sont pas toujours ceux que nous venons d'indiquer. Au lieu de trouver l'épididyme en arrière du testicule, on peut le sentir en avant, et cela beaucoup plus souvent qu'on ne l'a cru jusqu'à présent (1). Dans ces cas, la tumeur scrotale paraît plus allongée et fait une saillie plus prononcée antérieurement. Nous reviendrons, du reste, plus loin, sur cette disposition.

(1) *De l'inversion du testicule*, par Eug. Royet, interne des hôpitaux. Paris, 1860.

Indépendamment des phénomènes douleur et gonflement, qui résument à peu près à eux deux la symptomatologie de l'orchite, on observe, dans quelques circonstances, des troubles fonctionnels dans l'organe sécréteur du sperme. Le plus commun de ces troubles est l'hypersécrétion; il en résulte des éjaculations fréquentes, ayant lieu principalement la nuit, pendant laquelle les érections sont si faciles : ces éjaculations sont très douloureuses. La liqueur prolifique ainsi émise, malgré son surcroît d'abondance, n'a pas cessé d'être normale; parfois néanmoins elle est sanguinolente, mais sans que pour cela la maladie présente plus de gravité : ce mélange du sang au sperme indique, ou l'inflammation du testicule lui-même, ou plus souvent seulement une injection vive de la muqueuse uréthrale, et cède vite au traitement. Quant au prétendu pus trouvé dans le sperme, la chose est possible, mais je ne l'ai jamais vue.

Durée. Terminaisons. — Tels sont les symptômes de l'épididymite. La durée en est très variable; en général elle ne dépasse pas quinze à vingt jours, mais elle peut être beaucoup plus longue, sans parler, bien entendu, de ces orchites à bascule, qui quittent un testicule pour envahir l'autre, puis revenir à celui primitivement atteint : ce sont là des orchites successives, dont la durée totale ne doit pas entrer en ligne de compte dans l'orchite simple.

7

Une fois que la maladie a atteint son maximum, ce qui a lieu ordinairement vers le cinquième ou sixième jour, elle tend à décroître rapidement, et le premier phénomène qui indique la résolution, c'est la diminution progressive de la douleur. La peau reprend sa couleur et se détend, présentant souvent quelques écailles furfuracées, quand elle a été vivement enflammée ; le liquide de la vaginale se résorbe ; l'épididyme et le testicule deviennent très distincts, s'ils étaient confondus ; la glande reprend sa souplesse, mais l'épididyme revient rarement à son état normal. Nous n'avons eu que quelques exemples de malades sortant de nos salles avec un épididyme tellement sain, qu'on aurait pu douter qu'il eût été jamais pris. En général, il reste un peu d'induration, surtout à la queue, induration qui se dissipe à la longue, mais que l'on retrouve parfois au bout d'un très grand nombre d'années.

La résolution est donc lente et souvent imparfaite, mais c'est la terminaison la plus fréquente.

La suppuration est très rare : je n'en ai observé que deux cas ; Curling dit en avoir vu assez souvent ; M. Ricord en a cité plusieurs exemples.

M. Velpeau pense que le pus peut s'infiltrer et être le point de départ de tubercules. Je ne partage pas cette manière de voir ; je crois plutôt que c'est à la présence de tubercules méconnus que l'on doit rapporter certains cas d'orchites suppurées, ce qui ne veut pas dire que je nie la terminaison par suppuration, seulement je la considère comme exceptionnelle. J'ai eu, dans mon service, un malade qui nous affirmait avoir eu un abcès à la suite d'une orchite. Quand il entra dans nos salles, l'albuginée était à nu et donnait naissance à d'abondantes fongosités. En un point, elle était ulcérée et laissait échapper la substance même du testicule. Pensant le fait purement inflammatoire, d'après le dire du malade, et croyant que ces bourgeons vasculaires et ce fongus avaient eu pour point de départ une orchite suppurée, j'employai les résolutifs de toute nature et surtout l'iodure de potassium. Mais les fongosités ne diminuèrent pas, et l'engorgement du canal déférent augmentait chaque jour. Craignant que la maladie ne fît des progrès tels qu'aucune opération ne serait plus praticable, je me décidai à enlever le testicule, et j'y trouvai des tubercules. Plus tard, le malade nous raconta qu'il avait depuis longtemps des grosseurs dans le testicule, quand il fut pris d'orchite blennorrhagique, mais qu'ayant affirmé tout d'abord le contraire, il n'avait pas osé se rétracter, de peur qu'on ne l'accusât de mensonge. Je vous cite ce fait, parce que, dans beaucoup des cas de suppurations suites d'orchites, les choses ont dû se passer ainsi ; les tubercules en étaient le point de départ.

L'hypertrophie de la glande séminale après l'épididymite est très rare ; elle se voit cependant quelquefois chez des malades qui ont été affectés de plusieurs orchites.

Il est bien plus fréquent de voir l'atrophie, quoique cette terminaison soit encore peu commune : nous avons vu des testicules réduits au volume d'un haricot. Il se produit là une véritable résorption interstitielle aux dépens de tous les tissus de la glande séminale.

L'induration, comme je l'ai déjà dit, se rencontre souvent; son siége le plus ordinaire est la queue de l'épididyme et quelquefois le canal déférent.

Quant à la terminaison par gangrène, il ne m'a jamais été donné de la voir. M. Baumès prétend l'avoir observée. Il est bien entendu que je ne parle pas de la gangrène du scrotum, qui peut arriver pendant une orchite, mais qui est bien plus souvent le fait du traitement employé que le résultat de l'inflammation testiculaire.

ANATOMIE PATHOLOGIQUE. — Il est rare de pouvoir constater les lésions anatomiques de l'orchite; on ne meurt pas, en effet, pour une chaudepisse tombée dans les bourses, et il faut qu'une maladie intercurrente enlève le malade pour en trouver l'occasion. Cette occasion se présente cependant, et les quelques autopsies pratiquées dans ces circonstances nous permettent de donner une anatomie pathologique assez complète de l'orchite.

L'épanchement qui se fait dans la tunique vaginale

étant le plus souvent dû à une gêne de la circulation, cette membrane séreuse peut rester saine et contenir seulement une quantité variable d'un liquide citrin, très limpide, qu'il nous est facile, du reste, d'observer sur le vivant, au moyen des mouchetures que nous pratiquons si souvent. Mais quand la vaginale se phlogose, toutes les altérations des séreuses enflammées peuvent exister, rugosités, épanchement et flocons albumineux, comme dans une hydrocèle traitée par injection iodée, vascularisation des deux feuillets et adhérences partielles ou totales de ceux-ci. Ces adhérences se sentent parfois très facilement au lit du malade, quand on suit attentivement la marche décroissante de l'orchite. En pinçant le scrotum, on voit celui-ci se déprimer à leur niveau, et à la longue les feuillets de la vaginale finissent par reprendre leur poli et glisser sans rudesse l'un sur l'autre.

La plupart du temps, le testicule reste intact; quelquefois il est un peu rouge, turgescent, manifestement tuméfié ou même infiltré de lymphe plastique dans toute son épaisseur. Mais cette altération siége bien plutôt et même, en général, exclusivement à l'épididyme, et surtout dans la partie inférieure de celui-ci. Aussi, quand on l'incise, on met à nu un tissu ferme, homogène, au milieu duquel il est difficile, à la simple vue, de distinguer les parties constituantes. Le microscope fait reconnaître que l'épanchement plastique est à l'intérieur comme à l'extérieur des conduits séminifères, dont quelques-uns peuvent être oblitérés.

Les nodosités que l'on sent quelquefois sur le canal déférent sont dues aux mêmes produits inflammatoires. Les recherches auxquelles M. Gosselin s'est livré, et les nombreuses injections qu'il a pratiquées lui ont fait admettre que l'intérieur de ce canal peut aussi être le siége d'une pareille exsudation, et par conséquent se combler entièrement. Cette oblitération, selon lui, se rencontrerait surtout dans la portion la plus voisine de l'épididyme.

Les lésions que je viens d'énumérer coïncident nécessairement avec des périodes différentes de l'orchite, et l'on voit très bien celles [qui doivent répondre au début ou à la fin de la maladie, sans qu'il soit besoin d'y insister.

Diagnostic. — Le diagnostic de l'orchite est des plus faciles et exige rarement une grande attention.

Les tumeurs à marche lente s'en distinguent nettement et doivent être immédiatement éloignées; celles qui sont aiguës, au contraire, en imposeraient, si l'on se contentait d'un examen trop léger.

Ainsi un érysipèle du scrotum pourrait, à première vue, simuler une orchite très intense; mais, en regardant de plus près, bien des signes différentiels se présentent à l'esprit. D'abord l'érysipèle des bourses est rarement spontané; il se manifeste surtout à la suite d'opérations, d'incisions faites sur le scrotum, ou il vient compliquer une infiltration urineuse; dans ces cas-là, la marche même de la maladie et les antécédents vous mettront sur la voie.

Les tubercules compliqués d'un peu d'inflammation ne vous laisseront pas longtemps dans le doute; l'exploration de l'épididyme et du canal déférent vous permettra de reconnaître des nodosités caractéristiques; les fistules, si elles existent déjà, feraient disparaître toute incertitude; et enfin l'absence de blennorrhagie concomitante et la lenteur des accidents phlegmasiques achèveront la distinction.

L'hydrocèle enflammée aura été précédée d'épanchement simple, non douloureux, dans la tunique vaginale, et remontant à une époque plus ou moins éloignée. Tout se passera dans la vaginale, et l'épididyme restera sain.

L'hématocèle récente aura pour cause une chute, un coup ou une ponction pratiquée sur les bourses; le canal déférent sera intact, ainsi que l'épididyme, et bientôt l'ecchymose viendra révéler la présence du sang, si l'épanchement est sous-cutané.

Une hernie inguinale étranglée peut quelquefois en imposer pour une orchite, surtout quand celle-ci se complique d'un engorgement très considérable du cordon. Dans les deux cas, en effet, il y a des douleurs

vives dans la tumeur, des vomissements, de la constipation, et le malade est en proie à une grande anxiété :
cette similitude des symptômes sera surtout frappante
chez les sujets très nerveux. Le diagnostic s'établira de
la manière suivante. Pour la hernie, le patient vous dira
qu'il portait une grosseur dans l'aine depuis plus ou
moins longtemps, qu'elle rentrait facilement, et que ses
souffrances ne datent que du jour où elle est devenue
irréductible ; en examinant la tumeur, vous sentez
qu'elle se prolonge dans le canal inguinal. Il est vrai
que, dans l'orchite très aiguë, le gros paquet des vaisseaux sanguins et spermatiques enflammés et réunis
ensemble se comporte de la même façon ; mais, quand
il s'agit d'une hernie, la tumeur est parfaitement distincte du testicule, dont l'épididyme en outre est tout à
fait sain.

Le diagnostic sera donc possible ; mais la difficulté
augmente si la hernie est congénitale, car alors la
tumeur descendra dans la tunique vaginale et se
confondra avec la glande spermatique. L'absence
d'écoulement par l'urèthre et les antécédents vous
seront là surtout d'un grand secours, indépendamment de l'exploration des bourses, qui devra être très
attentive.

Le diagnostic des différentes espèces d'orchites entre
elles mérite peu de nous arrêter.

L'orchite blennorrhagique siége principalement dans

l'épididyme et le canal déférent; elle est accompagnée et précédée d'écoulement uréthral.

L'orchite suite de cathétérisme se rapproche beaucoup de la précédente, mais elle est de courte durée et la cause est évidente.

L'orchite traumatique se distingue en ce qu'elle affecte plutôt le corps même du testicule.

Les tuméfactions de la glande séminale qui viennent après la disparition d'oreillons, ou dans le courant de différentes fièvres, telles que la variole, attaquent aussi de préférence le parenchyme; elles ne diffèrent guère que par la cause.

J'arrive à une partie du diagnostic plus importante et que j'ai reléguée ici pour lui donner plus de développement : je veux parler du diagnostic de l'inversion dans l'orchite. Je regarde ce diagnostic comme très utile, d'autant plus que chaque jour le traitement de l'orchite par les mouchetures tend à se généraliser, et qu'il faut, dès lors, être sûr des rapports des organes sur lesquels on porte l'instrument tranchant, pour se mettre à l'abri des accidents que ce défaut de connaissance a causés.

Tous les signes qui peuvent servir à reconnaître l'inversion ont été consignés dans le mémoire récemment publié par mon interne M. E. Royet (1). Voici ceux qui sont applicables à l'orchite avec inversion :

(1) *Loc. cit.*

L'aspect du scrotum, quand le testicule est inversé et enflammé, n'est pas le même que dans une orchite ordinaire; la tumeur testiculaire paraît ordinairement plus allongée. Ce signe est quelquefois très sensible et n'avait pas échappé à Vidal, car il dit, dans son livre sur les maladies vénériennes : « Quand par anomalie..... l'épididyme est en avant, la tumeur paraît plus développée en longueur, elle est plus cylindrique. » J'ajouterai que la tumeur paraît plus antérieure.

Souvent, quand l'inflammation est un peu intense, il y a adhérence de la peau en avant, c'est-à-dire dans le point correspondant à l'épididyme. Ce signe, pour n'être pas pathognomonique, n'en est pas moins important; et c'est quelquefois le premier qui mette sur la voie de l'anomalie quand on palpe le scrotum.

La tumeur est dure en avant, molle ou même fluctuante en arrière, et, s'il y a de la transparence, c'est dans ce dernier point qu'on la trouve.

Quand le cordon est peu engorgé, on sent bien nettement le canal déférent en avant des vaisseaux sanguins, à l'opposé de ce que l'on trouve normalement. Si tous les éléments du cordon sont réunis en une masse unique, la chose est moins facile à constater; mais, avec un peu d'attention et pourvu que le cordon spermatique ne soit pas très dur, ainsi qu'on le rencontre quelquefois, on verra encore que la portion postérieure du cordon est plus molle (ce sont les vaisseaux spermatiques), et l'antérieure plus dure (c'est celle qui correspond au canal déférent). Dans ces cas-là, la pression comparative sur la glande et l'épididyme n'a plus de valeur, car elle est également douloureuse partout, et le malade ne la distingue plus.

Tous ces signes n'existent pas constamment ensemble, mais il y en a toujours assez pour établir le diagnostic.

Il est à remarquer, en effet, qu'il existe une espèce de balance entre le testicule et le cordon. Quand le testicule et l'épididyme sont très tuméfiés, il arrive qu'il n'y a rien dans le cordon; l'exploration de celui-ci peut alors servir au diagnostic. Quelquefois c'est le contraire : le cordon est très engorgé et la glande reste saine; l'examen de celle-ci peut alors donner la certitude de l'anomalie.

Si le cordon et le testicule étaient confondus, on aurait encore, pour éclairer le diagnostic, l'adhérence de la peau en avant, un peu plus de dureté dans ce point et une certaine mollesse en arrière; mais ces cas complexes sont rares, et, dans toutes les orchites avec inversion que nous avons examinées avec soin, il nous a toujours été possible de les reconnaître.

Pronostic. — Le pronostic de l'orchite blennorrhagique est en général peu grave; j'en excepte, bien entendu, celles qui se terminent par suppuration, terminaison heureusement fort rare, et dans laquelle il pour-

rait y avoir une destruction complète de la glande séminale par fonte purulente ou par fongus.

Quant à la stérilité attribuée à l'induration persistante
de l'épididyme et du canal déférent dans les cas d'orchite double, il faut peut-être s'en préoccuper moins
qu'on ne l'a fait craindre. M. Gosselin, dans ses savantes
additions à l'ouvrage de Curling, dit lui-même avoir vu
les spermatozoïdes, qu'on ne retrouvait plus pendant
la période aiguë ou subaiguë des indurations, reparaître après un temps qu'on peut évaluer de deux à six
mois et même plus; il est d'ailleurs impossible d'affirmer que cette stérilité sera fatalement inévitable,
car on ne sait jamais si l'oblitération est complète ou
non.

D'un autre côté, je suis très porté à croire que la
théorie toute physique de l'oblitération des voies spermatiques est trop absolue, et il ne me répugne nullement
de supposer que la suppression momentanée des spermatozoïdes tient à une lésion fonctionnelle de la glande
elle-même plutôt qu'à l'obstacle à leur passage. On n'a
pas encore, ce me semble, assez spécifié si dans les cas
de stérilité temporaire qu'on a observés, les glandes
elles-mêmes n'avaient pas été prises d'inflammation en
même temps que l'épididyme et le canal déférent; et
l'on me concédera bien qu'une inflammation glandulaire
puisse modifier la fonction, comme nous le voyons pendant le cours de certaines maladies générales, fièvre

typhoïde, pneumonie, etc.; en un mot, je crains qu'on ait fait ici une théorie trop physique.

Traitement. — Il est peu de maladies dans lesquelles on ait employé plus de moyens thérapeutiques que dans l'orchite blennorrhagique. Je me garderai bien de vous les signaler tous; je vous parlerai seulement de ceux que nous mettons journellement en usage.

Quand un malade entre dans nos salles avec une orchite légère, nous nous bornons à lui prescrire le repos au lit, un grand bain, des boissons délayantes et des cataplasmes émollients sur les bourses, que l'on a soin de maintenir relevées. La plupart du temps, ces moyens suffisent; si l'engorgement a de la peine à disparaître, on ajoute des frictions avec l'onguent napolitain, soit seul, soit mélangé par tiers ou par parties égales avec l'extrait de belladone.

Si l'orchite est très douloureuse et qu'il y ait un peu d'épanchement dans la tunique vaginale, nous ne manquons jamais de lui donner issue au moyen de quelques mouchetures, et tous nos malades s'en trouvent bien. S'il se joint à cela de l'embarras gastrique, un éméto-cathartique est administré le même jour.

Voilà en quoi se résume notre traitement, à l'hôpital du Midi; nous sommes très sobre de sangsues, nous ne les appliquons que quand le cordon est fortement engorgé.

Revenons sur quelques-uns de ces moyens.

Tout le monde est d'accord sur l'efficacité des bains prolongés, des cataplasmes simples ou laudanisés, que l'on remplace plus tard, surtout quand il y a de l'œdème, par des applications d'eau blanche; mais je dois vous prémunir contre certains topiques qui, loin de juguler l'inflammation, l'avivent très souvent, tels que la glace, la boue de remouleur, le sulfate de fer, l'alun; en un mot, tous les répercussifs : c'est jouer, pour ainsi parler, quitte ou double, et s'exposer à des dangers pour des succès incertains.

La saignée générale est rarement indiquée, et si quelquefois on la pratique, c'est plutôt contre les symptômes généraux que contre l'état local. Hunter, qui l'employait fréquemment, avait remarqué que le sang n'était pas couenneux. Vous comprenez que c'est là un détail auquel je ne m'arrête pas.

Les sangsues sont préférables, elles rendent tous les jours de grands services; mais il ne faut jamais les appliquer sur le scrotum, car elles amènent facilement de l'œdème et parfois de la gangrène : il vaut mieux les poser sur le trajet du cordon, même quand celui-ci est sain ; elles agissent alors plus efficacement. En tous cas, quand on se sert de sangsues, il est de précepte d'en appliquer tout de suite un assez grand nombre, quinze à vingt, sous peine de s'exposer à faire tout simplement un appel de sang et à augmenter l'engorgement des parties.

La saignée des veines testiculaires, conseillée par quelques auteurs, n'a jamais été, que je sache, suivie.

Un moyen excellent, héroïque contre la douleur, ce sont les mouchetures pratiquées sur le scrotum ; elles ont été préconisées, il y a déjà quelques années, par M. Velpeau. Toutes les fois qu'il existe de l'épanchement, je les emploie, et aussitôt la sérosité écoulée, le malade se sent soulagé. Je les pratique même quelquefois quand il n'y a pas de liquide dans la tunique vaginale, et le malade en éprouve encore du soulagement ; mais alors je les multiplie davantage, et je n'hésite pas à affirmer que dans ces circonstances six à huit ponctions à la lancette valent certainement vingt sangsues pour l'amélioration qu'elles amènent ; j'ajoute qu'il est rare d'être obligé d'y revenir une seconde fois. Malheureusement, ce moyen si efficace et si rapide est difficile à faire accepter en ville ; les malades préfèrent souffrir plus longtemps que de supporter un coup de lancette. Ces ponctions cependant ont l'immense avantage de soulager presque instantanément ; elles ne causent pas d'ennui comme les sangsues, et elles sont toujours exemptes, quand on les emploie avec prudence, de toute espèce d'accidents. Je puis vous affirmer que je n'ai jamais eu lieu de me repentir de les avoir employées, et cependant c'est par centaines que je pourrais compter les malades qui les ont subies dans mon service.

La crainte de blesser le testicule ne doit pas vous

arrêter. Sur un si grand nombre de ponctions que j'ai faites, il a dû bien certainement m'arriver d'atteindre l'albuginée et même de la dépasser, surtout lorsqu'il n'y a pas ou qu'il n'y a que peu d'épanchement dans la tunique vaginale : eh bien ! je n'en ai jamais rien vu advenir de fâcheux. Vous savez, du reste, que Vidal conseillait le débridement de cette fibreuse dans l'orchite, et qu'il le pratiquait dans une étendue de un à deux centimètres impunément. Vous connaissez aussi les expériences de M. Jarjavay, qui, voulant déterminer des fongus des testicules chez des chiens, n'y put arriver par la section simple de l'albuginée, et qui, pour y parvenir, fut obligé de provoquer une inflammation préalable du parenchyme de la glande spermatique. Employez donc les mouchetures sans aucune crainte : la seule précaution à prendre, c'est de bien constater la place de l'épididyme ; car, s'il y avait inversion et que vous ne le sachiez pas, vous vous exposeriez à avoir des hémorrhagies.

Je n'ai eu qu'une seule fois l'occasion de faire le débridement de l'albuginée dont je vous parlais tout à l'heure. C'était sur un homme atteint d'orchite avec des symptômes généraux très graves, pouls filiforme, sueurs froides, etc. : je le regardais comme perdu. Je pratiquai un débridement de un à deux centimètres sur l'albuginée ; un soulagement immédiat s'ensuivit et la guérison eut lieu.

Concurremment avec ces ponctions locales, il faut toujours mettre en œuvre les moyens internes : aussi ne négligez pas les purgatifs, ils sont très salutaires ; ne craignez pas non plus d'administrer un éméto-cathartique au début, s'il y a un état saburral très prononcé. Nous donnons ici 40 à 50 grammes de sulfate de soude, et de 5 à 10 centigrammes de tartre stibié, mélangés dans un pot de bouillon aux herbes. Quelques praticiens, Curling, entre autres, conseillent l'emploi des vomitifs. Je ne les administre jamais seuls, parce que les efforts de vomissement retentissent souvent d'une manière très douloureuse sur l'organe enflammé. Cet inconvénient me rend même sobre de l'éméto-cathartique, lorsque les malades souffrent beaucoup.

Quand l'engorgement tend à devenir chronique, il faut insister sur les onctions avec l'onguent, mercuriel et même recourir au vésicatoire, simple ou pansé avec la teinture d'iode ou l'onguent napolitain, appliqué sur l'organe. La compression a été très préconisée même contre l'orchite aiguë, il y a quelques années, par le docteur Frike, de Hambourg. Elle a donné des résultats heureux à son auteur et on l'a beaucoup essayée en France ; mais aujourd'hui elle est complétement abandonnée. J'ai pu constater moi-même, sur quelques malades que j'ai soumis à ce traitement, qu'elle est d'un emploi très difficile. Comme elle se fait au moyen de bandelettes de sparadrap qu'il faut avoir soin de bien imbriquer les unes

8

sur les autres, on éprouve les plus grandes difficultés à ne pas laisser d'espace entre elles ; alors la peau du scrotum et quelquefois le testicule lui-même font hernie, et la compression étant inexacte et par cela même douloureuse, loin de calmer l'inflammation, ces bandelettes contribuent à l'augmenter par l'étranglement qui peut s'en suivre.

On a proposé aussi, en vue d'obtenir une compression douce et égale, d'étendre sur le scrotum une couche de collodion. Je puis affirmer, quoi qu'on en ait pu dire, que c'est encore là un moyen bien infidèle, qui certainement n'a pas les inconvénients du premier, mais qui ne donne pas de grands résultats. En tous cas, si j'avais à conseiller la compression dans l'épididymite, ce ne serait jamais que quand elle a passé à un état de chronicité franche.

C'est également contre cet état qu'on emploie avec avantage, outre les frictions iodurées locales, l'iodure de potassium à l'intérieur, mais à la condition de n'en pas abuser et de savoir attendre l'effort que fera presque constamment la nature pour rendre aux tissus leur organisation normale, leurs fonctions physiologiques.

CYSTITE.

En tant qu'inflammation du corps de la vessie, la cystite est une complication rare de la blennorrhagie; mais il est assez commun de la voir envahir le col du réservoir urinaire où elle reste en général limitée. Cela est tellement vrai que, quand on parle de cet accident de la chaudepisse, le mot cystite, même employé seul, ne rappelle à l'esprit que l'inflammation du col.

La cystite, telle que nous l'entendons, c'est-à-dire presque toujours bornée au col, arrive seulement dans la dernière période de la blennorrhagie, jamais au début; il n'y a donc pas là de métastase possible à invoquer, comme on a voulu le faire pour l'orchite. C'est manifestement l'élément phlegmasique qui a cheminé peu à peu et a fini par envahir la vessie, après avoir parcouru toutes les portions de l'urèthre.

La cause première est donc l'inflammation de ce canal; mais celle-ci ne suffit pas toujours à elle seule; le concours de causes occasionnelles est ici d'une grande importance, et sans elles, la plupart du temps, l'inflammation n'irait pas si loin.

L'influence de ces causes occasionnelles est d'autant plus efficace que l'uréthrite occupe une partie du canal se rapprochant davantage de la vessie : aussi le coït, le coït exagéré surtout, pratiqué dans ces circonstances, amènera-t-il facilement une cystite. Les fatigues de toutes sortes, tous les excès possibles, et principalement ceux de boissons, telles que l'alcool, le vin blanc et la bière, favoriseront également le développement de cette complication. Les tisanes diurétiques, prises trop abondamment, ont souvent le même inconvénient; il est même certains individus chez qui 60 à 75 centigrammes de nitre par jour suffisent pour enflammer le col.

Les balsamiques, administrés intempestivement, peuvent irriter aussi le col de la vessie; il est vrai de dire qu'ordinairement on les donne quand l'inflammation est déjà très avant dans le canal, et par conséquent pas bien loin de la vessie, et ce qu'on leur attribue n'est peut-être que la marche naturelle de l'élément phlegmasique. Cependant, dans les cas où le cubèbe et le copahu ont été pris trop tôt ou en quantité trop considérable, et alors qu'il n'y avait, pour ainsi dire, plus rien dans le canal, comme le font inutilement certains hypochondriaques, il en résulte assez souvent de la chaleur, de l'irritation au col de la vessie, et finalement une vraie cystite.

Une injection peut aussi donner naissance à une cystite, mais il faut qu'elle soit très violente. Je m'explique. Autrefois on conseillait de comprimer l'urèthre avec la main ou à l'aide d'un tampon fortement appliqué sur le périnée, toutes les fois qu'on faisait une injection; c'était dans le but, disait-on, de l'empêcher de pénétrer dans la vessie et de l'enflammer. Est-ce vraiment là ce qui se passe ? Non. L'anatomie et l'expérience nous ont montré que cette précaution était inutile ; le liquide, lancé avec une seringue à injection uréthrale, ne va jamais aussi loin, quelque force qu'on y mette. Par quel mécanisme produit-il alors la cystite ? Tout simplement par sa trop grande causticité. Quand il est très violent, en effet, il détermine une inflammation tellement vive de la muqueuse uréthrale, qu'il en résulte un retentissement vers le réservoir urinaire, une progression du mal vers la vessie, ou, comme disent certains pathologistes, une rétrocession inflammatoire.

Quelle que soit la part que ces différentes causes prennent au développement de la maladie, celle-ci reste habituellement limitée à la muqueuse, et ce n'est qu'exceptionnellement qu'elle envahit les autres tuniques.

SYMPTÔMES. — Les symptômes ne se déclarent pas avec une grande violence ; il n'y a jamais de signes précurseurs, on trouve rarement de la fièvre, et on ne constate pas en général l'état saburral, comme nous l'avons noté dans l'orchite.

C'est tout d'abord un symptôme purement local, une légère pesanteur au périnée avec besoin fréquent d'uriner ; la miction n'est pas encore pénible et l'on sent seulement que la vessie se vide d'une manière imparfaite. Le malade qui a déjà eu une cystite saisit bien ce début ; il sent très nettement que quelque chose se prépare.

Bientôt, en effet, la gêne du périnée se change en une véritable douleur qui, du col de la vessie, s'étend au méat urinaire, où elle se convertit en un prurit ou une cuisson qui pourrait faire croire au commencement d'une blen-norrhagie. Cette douleur s'irradie quelquefois dans les testicules, comme si le malade était sous le coup d'une épididymite.

Le col vésical est le siége d'une ardeur, d'un ténesme insupportables; à chaque instant, le besoin d'uriner se renouvelle. Le patient rend, péniblement et après plu-sieurs efforts, une petite quantité d'urine; à peine ces quelques gouttes d'urine sont-elles écoulées, que le col se contracte de nouveau, comme s'il ne pouvait pas rester une seconde dilaté, et c'est au moment de cette contrac-tion que la douleur redevient plus aiguë; puis elle s'apaise pour reparaître bientôt après, et ainsi de suite.

L'urine rendue dans ces efforts est ordinairément fon-cée, rougeâtre, quelquefois sanguinolente, et même on peut voir, à la fin de la miction, des gouttes de sang pur. D'autres fois, malgré la tourmente d'un ténesme affreux, il ne s'échappe pas la moindre quantité d'urine. Dans ces moments d'angoisse, le patient use souvent d'un artifice pour calmer ses souffrances : vous le voyez d'une main comprimer, de toutes ses forces, son périnée dans le point correspondant au col vésical, et de l'autre serrer vigoureusement l'extrémité de sa verge. Ce qu'il fait instinctivement pourra quelquefois être conseillé avec avantage. Cette compression m'a paru en effet, dans beaucoup de circonstances, amener du soulagement.

Si la cystite est très aiguë et qu'elle dure déjà depuis quelque temps, aux symptômes purement locaux que nous venons d'énumérer, se joignent des symptômes généraux : une anxiété vive, un malaise général ; de l'inappétence ; une soif ardente, à laquelle le malade résiste dans la crainte d'augmenter ses urines ; des nausées, des vomissements et un véritable mouvement fébrile ; mais, habituellement, ils ne sont pas très prononcés.

Quand le corps de la vessie est atteint, ce que nous avons dit être rare dans la blennorrhagie, l'hypogastre devient sensible à la pression, ce qui n'existait pas dans la cystite du col. La douleur est plus étendue, elle occupe quelquefois toute la partie inférieure du ventre et les aines. La vessie ne peut garder les urines, qui s'échappent à chaque instant ; parfois, cependant, la rétention alterne avec l'incontinence, et l'on est obligé de sonder le malade pour évacuer l'urine.

Dans certains cas, il se développe une inflammation violente de la cloison vésico-rectale. En faisant alors pénétrer le doigt dans le rectum et en pressant sur la cloison, on provoque une douleur vive ; l'introduction même de la canule, pour donner un lavement, est souvent très pénible. Cela s'observe surtout quand l'inflammation est bornée au bas-fond de la vessie ; mais, dans ces cas, un phénomène autrement grave peut se présenter : l'orifice des uretères qui, comme on le sait, s'ouvrent très obliquement au niveau de ce bas-fond, se trouve oblitéré par le boursouflement de la muqueuse, et l'urine, s'accumulant dans les uretères et les reins, peut déterminer une fièvre urineuse et la mort.

Dans des cas très exceptionnels, l'inflammation dépasse même lès orifices des uretères, elle envahit ces conduits et remonte jusqu'aux reins. Cette complication était connue de Morgagni ; il cite l'observation d'un homme qui, ayant eu trois blennorrhagies, succomba à ces accidents. Cet homme était tourmenté par des mictions fréquentes, avec retentissement douloureux au méat ; on croyait à une inflammation du col de la vessie. Des symptômes graves se déclarèrent, et il mourut. L'autopsie ne révéla aucune lésion dans le réservoir urinaire, mais on trouva un abcès dans un des reins.

Bell a vu aussi des néphrites consécutives à des blennorrhagies : il pense qu'elles peuvent arriver de deux façons, soit par simple retentissement nerveux, soit par continuité.

Enfin Vidal a eu, dans son service, un malade qui, entré pour une chaudepisse, fut pris de tous les symptômes de l'inflammation des reins et succomba ; mais il n'y a pas eu de nécropsie, et ce fait perd toute sa valeur, les douleurs de reins pouvant exister sans néphrite, être purement nerveuses, ou se développer à la suite de l'administration du cubèbe ou du copahu, dans les premiers jours de la prise de ces médicaments.

La cystite a une marche rapide; en deux ou trois jours elle est à son summum; puis elle ne tarde pas à diminuer. La miction devient plus facile, moins fréquente; la gêne du périnée disparaît, et les angoisses cessent, comme tous les autres symptômes.

La résolution ne se fait pas toujours; la cystite du col, comme celle du corps, peut passer à l'état chronique et amener un catarrhe qui durera plus ou moins longtemps, quoique cependant les catarrhes de la vessie aient généralement une autre cause. Mais cela n'est rien, comparativement à un autre mode de terminaison, rare à la vérité, mais qui s'observe encore de temps en temps. Je veux parler de la suppuration, non pas de cette suppuration légère qui accompagne le catarrhe et qui est fournie par la muqueuse de la vessie, mais de la suppuration des trois couches vésicales; en un mot, d'un véritable foyer purulent. Le malade court alors un grand danger; il a bien la chance que le pus se fasse une issue dans le réservoir urinaire, car c'est le cas le plus commun, ou encore à travers la cloison recto-vésicale, comme on l'a également observé; mais il y a aussi à craindre qu'il ne pénètre dans le bassin et amène la mort. Chopart, dans son *Traité des maladies des voies urinaires*, cite un cas qui a eu une terminaison semblable.

La gangrène est peut-être moins rare qu'on ne le suppose, mais en général elle est très superficielle ; elle se révèle par une odeur caractéristique des urines qui même, chez certains individus, renferment des débris d'eschare. J'ai eu occasion de rencontrer plusieurs cas semblables ; les malades ont tous guéri.

Le diagnostic de la cystite est des plus faciles. La seule affection avec laquelle on pourrait la confondre, en ce qu'elle présente aussi de la gêne au périnée et de la difficulté dans la miction, la prostatite, s'en distingue par l'absence de ténesme vésical. Je ne parle pas de la péritonite du petit bassin, qui s'en éloigne aussi par des caractères nombreux.

Le pronostic n'a de gravité qu'autant qu'il y a des complications.

Traitement. — Le traitement doit être antiphlogistique par excellence : émissions sanguines locales, sangsues, soit à l'hypogastre, soit au périnée, suivant que le col ou le corps est atteint ; bains tièdes prolongés, cataplasmes laudanisés ou belladonés, tels sont les premiers moyens à employer. On devra ensuite entretenir le ventre libre, avec la précaution de ne pas employer l'aloès, qui retentit sur le gros intestin et pourrait augmenter le ténesme vésical ; en même temps, on prescrira les boissons rafraîchissantes, prises en moyenne quantité, et souvent on pourra tromper la soif du malade, qui craint d'uriner, par du jus d'orange, de citron ou un sirop acidule quelconque. Quand il faut employer les préparations d'opium, c'est surtout aux lavements laudanisés qu'on doit avoir recours, et il est presque toujours bon d'y ajouter du camphre.

Dans quelques cas, il faut pratiquer le cathétérisme, pour remédier à la rétention d'urine. Une question alors se présente : faut-il sonder de temps en temps le malade ou laisser la sonde à demeure ? Je préfère répéter le cathétérisme que de laisser séjourner une sonde qui, faisant corps étranger, entretiendrait le ténesme déjà si fatigant.

Quand la maladie tend à passer à l'état chronique, les balsamiques, la térébenthine, les onctions stibiées ou avec l'huile de croton sur la région hypogastrique sont indiqués. En général, on doit éviter les vésicatoires, car les cantharides peuvent déterminer l'inflammation de la muqueuse vésicale. Cependant, dans certains cas de catarrhe passé à l'état chronique, une cystite cantharidienne peut agir comme substitutive, et il peut être rationnel d'essayer de la provoquer.

Enfin, aux moyens précédents joignez l'usage des eaux de Vichy, de Contrexéville, de Balaruc, les bains alcalins ou sulfureux, et vous resterez presque toujours maîtres du terrain.

PROSTATITE.

La prostatite n'a bien été étudiée que dans ces derniers temps. On ne trouve en effet presque rien chez les anciens, qui ne paraissent pas avoir saisi sa relation avec la blennorrhagie et ne semblent guère ne la concevoir que chez les vieillards.

C'est du reste une complication peu commune.

L'inflammation de la prostate a la même cause que la cystite que nous venons d'étudier, c'est-à-dire l'existence préalable d'une inflammation de l'urèthre, et même une condition indispensable à son développement, c'est que la blennorrhagie soit arrivée à sa troisième période, ou, en d'autres termes, qu'elle occupe le voisinage du verumontanum. Ainsi c'est rejeter, encore une fois, la doctrine de la métastase.

L'inflammation se propage donc de tissu à tissu, et par continuité ; mais cette propagation peut s'effectuer de deux manières différentes : tantôt l'inflammation traverse l'épaisseur de l'urèthre, et gagne, à travers les éléments qui le séparent de la prostate, le corps même de la glande ; tantôt l'inflammation s'introduit dans les conduits prostatiques qui s'ouvrent autour du verumontanum, chemine jusque dans la granulation terminale de ces conduits, et enflamme consécutivement le tissu cellulo-fibreux qui forme la gangue de la prostate. Mais que la maladie commence d'une façon ou d'une autre, ce qu'il est toujours à peu près impossible de décider, les symptômes n'en sont pas modifiés, et le résultat n'est pas différent non plus.

Les causes occasionnelles sont aussi puissantes ici que pour la cystite, et elles sont à peu près également les mêmes ; nous retrouvons encore les fatigues de toutes espèces, les injections irritantes, avec le mode d'action que nous leur assignons, les balsamiques mal administrés, etc.; mais la plus fréquente de toutes est la constipation. Celle-ci, en effet, provoque des efforts de défécation qui, en se répétant, amènent une congestion de tout le système vasculaire du bassin, et aident ainsi beaucoup au développement de la phlegmasie. Aussi toutes les lésions de l'anus et de la fin du rectum, qui seront accompagnées de ténesme, agiront-elles dans le même sens, et, parmi elles, je citerai surtout la fissure et les hémorrhoïdes.

Symptômes. Diagnostic.—Il est quelquefois difficile, au début principalement, d'établir le diagnostic ; le malade, en effet, éprouve, comme dans la cystite, de la pesanteur, de la douleur dans le périnée et une difficulté très grande à uriner. Cependant, en examinant plus attentivement, on voit que ces symptômes ne sont pas tout à fait les mêmes. Ainsi, dans la prostatite, il n'existe pas de véritable ténesme vésical, et les envies d'uriner ne se font

guère sentir que quand la rétention, purement mécanique et du reste facile à dissiper par le cathétérisme,
dure depuis trop longtemps. La douleur aussi a des
caractères différents; elle a moins de tendance à s'irra-
dier jusqu'au méat que dans la cystite; elle paraît
peser, si je puis m'exprimer de la sorte, davantage
sur le fondement; elle est en outre gravative, pulsa-
tive.

Mais ces signes-là seraient bien insuffisants et bien
trompeurs, s'ils étaient nos seuls éléments de diagnostic;
ils peuvent tout au plus mettre sur la voie, mais ils ne
donnent jamais la certitude. L'exploration de l'urèthre
et du rectum est absolument nécessaire pour lever tous
les doutes.

Si donc vous pratiquez le cathétérisme chez un individu affecté de prostatite, vous êtes bientôt arrêtés par
un obstacle dû à la tuméfaction de la glande, obstacle
que vous ne rencontrez pas dans la cystite. Il est du
reste facilement franchi; la pression la plus légère sur
la sonde suffit pour la faire pénétrer, le canal n'étant pas
rétréci, mais seulement aplati mécaniquement. Une fois
que vous aurez pénétré dans la vessie, une grande quantité d'urine s'échappera, ce que vous n'observeriez pas
non plus avec une cystite, dans laquelle le ténesme ne
permet pas à l'urine de s'accumuler et la force à sortir
à chaque instant; les cas de cystite avec rétention sont
en effet très rares. Enfin, par le cathétérisme uréthral,

vous pourrez quelquefois apprécier si un lobe de la prostate est plus tuméfié que l'autre.

Si, maintenant, vous explorez le rectum, vous sentirez, à quelques centimètres au-dessus de l'anus, une tumeur plus ou moins volumineuse faisant quelquefois dans l'intestin une saillie très considérable. Le diamètre transversal de cette tumeur peut seul, la plupart du temps, être apprécié ; car la prostate, bridée en bas par l'aponévrose moyenne, au lieu de bomber vers le périnée, tend à se développer du côté du bassin, et elle remonte quelquefois si haut, qu'on ne peut atteindre sa dernière limite, quelle que soit la profondeur à laquelle on introduise le doigt.

Cette tumeur est chaude, très douloureuse, dure, ou fluctuante, quand la maladie s'est terminée par suppuration ; elle peut être plus saillante à droite ou à gauche, suivant qu'un des lobes de la prostate est plus enflammé que l'autre. Cette tuméfaction de la glande, si facile à constater par le rectum, n'existe pas dans la cystite, et c'est un des meilleurs signes distinctifs des deux maladies. Dans la cystite, le toucher rectal détermine seulement de la douleur, lorsque l'inflammation s'est étendue à la cloison cysto-rectale, mais on ne sent pas de tumeur.

Les symptômes généraux nous révèlent encore quelque différence. Dans la prostatite, en effet, ils sont beaucoup plus accentués que dans la cystite : la fièvre est vive, la peau est chaude, il y a de l'insomnie et une grande anxiété. Je sais bien qu'il y a des cystites où les symptômes généraux ont quelquefois une certaine acuité ; mais, même dans ces cas-là, ils diffèrent encore de ceux qu'on observe dans la prostatite, en ce qu'ils sont moins persistants, s'ils sont aussi intenses.

La durée de la prostatite est, en général, plus longue que celle de la cystite, dans laquelle l'élément nerveux paraît dominer l'élément inflammatoire ; tandis que la prostatite est une inflammation franche, à laquelle il faut le temps de parcourir toutes ses périodes.

La terminaison la plus commune est la résolution ; mais on observe aussi la suppuration, et cela de deux façons différentes : tantôt c'est une simple suppuration catarrhale, prenant naissance à la face interne des conduits prostatiques ; tantôt une suppuration faite aux dépens de tous les éléments constitutifs de la glande, et par conséquent se terminant par un véritable abcès. Dans le premier cas, il n'y a pas grand danger, l'écoulement catarrhal se tarit à la longue, et tout rentre dans l'ordre ; mais, sitôt qu'une collection purulente s'est formée, le pronostic est très grave.

L'abcès peut, en effet, s'ouvrir dans la vessie, dans l'urèthre, par le périnée ou dans le rectum, ou même dans le rectum et l'urèthre à la fois, et toutes ces terminaisons sont redoutables. Il y en a cependant de moins fâcheuses les unes que les autres : le cas le plus heureux est celui où l'abcès s'ouvre dans le rectum, car le pus trouvant une issue facile, les voies urinaires conservent toute leur intégrité; il n'est pas même à craindre que les matières fécales viennent s'introduire dans le foyer et entretenir la suppuration, car en général l'orifice de communication est très petit : nous n'avons pas pu le découvrir chez un malade entré dans nos salles avec une semblable complication, bien qu'il s'écoulât du pus en assez grande abondance par le rectum. La cicatrisation du foyer peut donc être espérée dans ces conditions.

Si l'abcès s'ouvre par le périnée, on peut aussi avoir quelque espoir; mais il n'en est plus de même s'il se fraye une issue dans l'urèthre ou dans la vessie. En effet l'urine pénétrera facilement dans le foyer, dont elle agrandira rapidement l'orifice uréthral; son âcreté activera la suppuration, qui finira par emporter tout le parenchyme glandulaire, et il ne restera bientôt plus à la place de la prostate qu'une coque fibreuse, une vraie caverne urineuse, au fond de laquelle se feront toute espèce de dépôts qui entretiendront indéfiniment une irritation vers ces parties. Cette fonte de la prostate a été bien décrite par M. le professeur Velpeau.

Enfin l'abcès peut s'ouvrir à la fois dans l'urèthre et dans le rectum, et établir ainsi une fistule permanente entre ces deux conduits.

Traitement. — Pour prévenir de pareils accidents, il faudra donc ne pas hésiter, dès le début, à employer un traitement énergique. Ne reculez pas ici devant une saignée générale ; appliquez ensuite des sangsues au périnée et en grand nombre ; veillez à la constipation, une des causes les plus fréquentes de prostatite, et prévenez-la par des purgatifs légers et répétés souvent. Donnez en même temps de grands bains, des boissons délayantes, et couvrez les parties de cataplasmes. Ne négligez pas non plus les calmants de toutes sortes, opium, camphre, etc., mais insistez principalement sur les émissions sanguines et les bains au début et dès que vous pourrez soupçonner la maladie.

Cependant, quoi que vous fassiez, la suppuration peut s'établir ; alors si vous supposez que l'abcès va s'ouvrir dans l'urèthre, employez la sonde pour le rompre le plus tôt possible, afin d'éviter les décollements ; si c'est par le rectum que la fluctuation vous semble bien manifeste, n'hésitez pas à introduire un bistouri par cette voie et à ponctionner l'abcès. Enfin quand le pus fusera vers le périnée, ouvrez aussi de bonne heure, pour éviter les fusées purulentes dans les diverses couches interaponévrotiques.

De cette façon vous aurez au moins fait tout ce qu'il était rationnel de faire pour prévenir ces suppurations intarissables, dont je vois en ce moment en ville un si pénible exemple. Il s'agit d'un cas où la prostate est réduite à sa coque fibreuse, espèce de cloaque qu'il me paraît impossible de combler.

Si cependant, malgré tous ces soins, la maladie avait une terminaison aussi fâcheuse, comme dernière ressource, vous serez en droit de tenter des injections d'iode dans le foyer, afin d'essayer de le tarir. J'ai eu un succès en agissant de cette façon; le malade a guéri de sa caverne urineuse, mais il a conservé un rétrécissement de l'urèthre auquel je ne fais rien, d'abord parce que l'émission de l'urine est encore assez facile, ensuite parce que je craindrais de voir se développer des poussées inflammatoires nouvelles dans une région malade depuis si longtemps et désorganisée à ce point.

Il n'est pas rare, après les prostatites les plus légères, celles que j'ai dit être de la forme catarrhale, de voir des malades sujets à éprouver de temps en temps un écoulement passager, limpide et transparent, filant entre les doigts et assez abondant pour tacher et gommer pour ainsi dire la chemise. Cet écoulement se produit à la moindre érection, au moindre désir, et plus fortement surtout pendant les efforts de la défécation, quand il y a de la constipation. C'est en définitive l'exagération de ce qui se produit normalement chez certains individus. Cet écoulement n'est pas grave par lui-même, et je ne l'ai jamais vu produire ce retentissement sur l'économie et ces phénomènes d'épuisement signalés par quelques auteurs; mais c'est un état qui préoccupe singulièrement les malades, qui leur fait croire à des pertes séminales et qui est un trouble réel dans leur existence. Aussi la thérapeutique doit-elle toujours commencer par calmer le moral, en cherchant à bien persuader au malade que cette affection n'a rien de grave, et surtout qu'elle ne peut pas avoir pour lui les conséquences qu'entraîneraient après elles les pertes séminales; ensuite on conseillerait avec avantage les toniques internes, tels que le fer, le quinquina, un bon régime, et à l'extérieur les bains froids de rivière, les bains de mer, l'hydrothérapie.

ARTHRITE BLENNORRHAGIQUE.

Tout d'abord une première question se présente : Y a-t-il véritablement une affection siégeant dans les articulations, que l'on puisse rattacher à la blennorrhagie? En d'autres termes, la qualification de blennorrhagiques peut-elle s'appliquer avec juste raison à certaines arthrites développées pendant le cours de la blennorrhagie?

Après les exemples si nets que vous avez vus dans nos salles, et qui prouvent jusqu'à l'évidence l'existence bien réelle de cette variété d'arthrite, cette question vous paraît assurément bien oiseuse et vous ne comprenez pas qu'on puisse un instant hésiter.

Tel n'est pas cependant l'avis de tous. Des auteurs d'un grand mérite ont mis en doute l'existence de cette entité morbide, et l'un d'eux, M. le professeur Thiry (de Bruxelles), a fait, il y a quelques années, un long mémoire pour prouver qu'elle ne devait pas être admise dans le cadre nosologique. Ce médecin et beaucoup d'autres ne veulent voir dans l'arthrite blennorrhagique qu'un rhumatisme articulaire ordinaire survenu dans le cours d'une blennorrhagie, et pour expliquer son apparition chez un individu atteint de chaudepisse, ils invoquent toutes les causes capables de réveiller le vice rhumatismal et faire gonfler les articulations.

Ceux qui soutiennent cette thèse ont même été chercher des causes jusque dans la manière dont la blennorhagie a été contractée. Ainsi, par exemple, ils ont prétendu que les efforts nécessités par un coït exagéré suffisaient parfaitement pour développer une tuméfaction dans une articulation, et amener ce que nous appelons, nous, une arthrite blennorrhagique. C'est pousser véritablement trop loin le désir de soutenir sa doctrine, car cette explication n'a pas la moindre solidité. On voit en effet, tous les jours, une arthrite blennorrhagique se développer chez les sujets les plus tranquilles et qui évitent avec un soin minutieux toutes les causes susceptibles d'augmenter ou d'entretenir un écoulement qui les affecte déjà si profondément. Du reste, si les efforts survenus dans le rapprochement sexuel étaient pour quelque chose dans l'apparition de l'accident qui nous occupe, et si la blennorrhagie n'y avait aucune part, pourquoi la même complication ne se développerait-elle pas chez un individu affecté de chancres et se livrant aux mêmes efforts? Le coït n'est pas différent, il me semble, dans les deux cas.

Enfin, pour en finir avec cette explication, si les efforts avaient véritablement une action, cette action devrait se manifester au début de la blennorrhagie, c'est-à-dire le plus près possible du coït infectant qui a nécessité ces efforts; or, ce n'est en général qu'à la fin d'un écoulement que l'arthrite se déclare. Il n'y a donc pas apparence de raison de vouloir expliquer ainsi le gonflement articulaire qui se manifeste dans le cours d'une blennorrhagie.

On a voulu encore en trouver la cause dans le traitement institué contre l'écoulement uréthral, les bains tièdes par exemple, que l'on recommande si souvent dans la période inflammatoire. En prenant ces bains, dit-on, les malades sont exposés inévitablement à des variations de température assez notables pour amener un rhumatisme ou au moins mettre en jeu le vice rhumatismal, et, une fois cet effet produit, les articulations se gonfleront tout naturellement avec la plus grande facilité, et sans qu'il soit besoin, pour expliquer leur apparition, d'en rapporter la cause à la gonorrhée.

Il n'y a rien de plus faux que cette manière d'interpréter les choses, et il suffit, pour s'en convaincre, de se rappeler que bien des individus atteints de chaudepisse sont tout à coup pris d'arthrocèle, sans qu'ils aient fait le moins du monde usage de bains d'aucune nature.

Les balsamiques ne sont pas plus coupables que les bains, et je ne conçois même pas sur quoi on a pu se fonder pour prétendre qu'ils avaient quelque influence sur le développement de l'arthropathie blennorrhagique.

Ce n'est donc pas en dehors de la blennorrhagie qu'il faut chercher la cause de cette arthrite ; les deux maladies ont bien manifestement une relation intime, et la raison la plus forte que l'on puisse opposer à ceux qui nient ces rapports de causalité, c'est la répétition de l'arthrite à chaque nouvelle chaudepisse. Ainsi on a vu des gens qui n'avaient jamais eu de douleurs, et dont les parents n'étaient nullement rhumatisants, être pris tout à coup de gonflement dans une jointure à l'occasion d'une chaudepisse, puis, tous ces symptômes une fois disparus, le gonflement et la douleur articulaires revenir aussitôt qu'ils contractaient un nouvel écoulement. Il y a donc bien dans ces cas-là une relation certaine entre ces deux états pathologiques. Ce n'est pas à dire pour cela qu'un rhumatisme ordinaire ne puisse marcher de front avec une chaudepisse ou se développer pendant son cours ;

mais ce que nous voulons vous faire remarquer, c'est que, si une articulation devient malade, seulement à l'occasion d'un écoulement blennorrhagique, et si la maladie articulaire suit les oscillations de celui-ci, c'est-à-dire paraît et disparaît avec lui, on ne peut pas raisonnablement expliquer cela par une simple coïncidence. Voici, du reste, deux observations qui, s'il était besoin de vous convaincre, enlèveraient tout le doute de votre esprit.

Blennorrhagie uréthrale. — Arthrites multiples consécutives.

B... (Jules), dix-neuf ans, sculpteur, entré le 3 janvier 1859 à l'hôpital du Midi, service de M. Cullerier, salle 10, n° 6.

Constitution molle ; pas de rhumatisants dans sa famille ; n'a jamais eu non plus de douleurs rhumatismales avant celles pour lesquelles il entre dans le service.

Il a eu deux chaudepisses.

La première remonte à un an. Elle dura deux mois et ne fut suivie d'aucune douleur dans les articulations.

La deuxième date de la fin d'octobre 1858. Quatre jours après son début, douleur, rougeur et gonflement de l'articulation métacarpo-phalangienne de l'annulaire gauche et des deux articulations phalangiennes du même doigt. En même temps, douleur au-dessous du talon gauche.

Il entre dans nos salles, le 3 janvier, avec ces mêmes douleurs ; seulement elles sont un peu moins vives. L'écoulement uréthral est peu abondant.

Huit jours après son entrée, douleur dans le genou gauche, et presque en même temps dans le genou droit, mais d'une façon moins prononcée ; saillies de la synoviale, fluctuation manifeste, sans rougeur.

On applique successivement sur le genou gauche deux vésicatoires volants qui diminuent beaucoup le gonflement sans le faire disparaître complétement. Pendant ce temps, le genou droit se tuméfie davantage. On y applique aussi un vésicatoire qui amène une amélioration rapide.

Tandis que les deux genoux se tuméfiaient, des douleurs se manifestaient presque simultanément ailleurs : ainsi une douleur se développe dans le coude gauche, à l'articulation radio-cubitale ; il en résulte de la gêne dans les mouvements, sans gonflement appréciable, ni rougeur ; le malade se plaint aussi d'une douleur au niveau des vertèbres lombaires, et d'un gonflement dans la gaîne des péroniers latéraux gauches.

Tous ces symptômes offrant peu d'acuité, on se contente de boissons diurétiques et de légers purgatifs. Ils s'amendent graduellement.

Le 27 janvier, le malade veut sortir. Il souffre encore dans les lombes quand il essaye de se baisser ; la marche est difficile, il faut qu'il s'appuie sur une canne. La douleur du talon gauche persiste, et c'est elle surtout qui gêne la marche ; celle du coude a à peu près disparu. Les articulations phalangiennes ne sont pas non plus complétement dégagées ; aucune douleur dans les deux genoux ; un peu d'épanchement encore dans le gauche ; léger suintement par l'urèthre.

Le 14 mars, le malade revient dans nos salles, et il nous raconte que trois jours après sa sortie, sans cause appréciable, sans coït, l'écoulement uréthral était revenu plus abondant, et huit jours plus tard, toutes les articulations primitivement affectées avaient été reprises.

Même traitement que précédemment; on y ajoute en plus l'iodure de potassium.

Le 13 avril, les autres articulations allaient un peu mieux, quand le troisième orteil du pied droit est pris de gonflement et de douleur.

Le 15, l'articulation de la deuxième phalange avec la troisième du médius de la main gauche se prend également.

Le 20, le malade est loin d'être guéri, mais il veut cependant sortir. Voici son état : Encore un peu de liquide dans les deux genoux, surtout à droite; extension complète du pied gauche impossible à cause de la douleur qui se passe dans la gaîne des péroniers latéraux; plus rien au coude. Le médius gauche est toujours gêné dans ses mouvements; la face dorsale de l'extrémité du pied droit est encore un peu douloureuse.

Encore un léger suintement par l'urèthre, qui n'a, du reste, jamais disparu.

Le 23 août 1859, il rentre pour la troisième fois dans notre service avec toutes ses mêmes articulations prises. Il nous raconte les faits suivants :

En sortant du Midi le 20 avril, il va à la campagne; il y reste un mois, pendant lequel il se rétablit presque complétement; il n'avait plus guère qu'une légère douleur dans le talon gauche et à la plante du pied droit, et il marchait sans canne.

Dans les premiers jours d'août, il contracte une nouvelle blennorrhagie, peu douloureuse, mais accompagnée d'un écoulement abondant.

Huit jours après cette chaudepisse, toutes ses douleurs reviennent, excepté dans le coude ; mais en revanche, l'articulation métatarso-phalangienne du gros orteil gauche, qui jusqu'à présent était restée intacte, est aussi tuméfiée.

À son entrée, les deux genoux sont énormes, et renferment beaucoup de liquide. On se contente seulement de donner du chiendent nitré. Repos ; peu à peu l'épanchement se résorbe, mais le malade nous quitte encore sans être radicalement guéri.

Arthrite blennorrhagique ; reprise des douleurs et du gonflement articulaires à l'occasion de chaque blennorrhagie.

M... (Olympe), âgé de trente ans, tisserand, demeurant rue de la Pépinière, entré le 30 juillet à l'hôpital du Midi, et couché au n° 34 de la salle 11 de la troisième division.

D'une forte constitution et habituellement d'une bonne santé, n'a jamais fait de maladie grave ; entre autres n'a jamais eu ni rhumatisme articulaire, ni douleurs rhumatismales. Il n'a point eu non plus la vérole. Ses parents sont également d'une bonne santé, et non rhumatisants.

Il a été soldat sept ans en Afrique, où il a eu deux accès de fièvre qui ont cédé en quelques jours aux éméto-cathartiques et au sulfate de quinine.

En juin 1857, étant dans la province de Constantine, il a contracté une première chaudepisse qui fut traitée par la potion de Chopart. Elle avait à peu près disparu, quand en juillet de la même année, il en contracta une seconde qui ne fut point traitée. Elle durait depuis environ cinq semaines, lorsqu'il fut pris de douleurs dans les lombes et la fesse droite, puis consécutivement dans le genou du même côté, avec gonflement de cette articulation et réaction fébrile. Forcé de s'arrêter, le malade entra à l'hôpital, où on lui appliqua un vésicatoire et des frictions mercurielles sur le genou. Le malade sortit de l'hôpital au bout d'un mois, mais il lui fallut ensuite, pour être complétement guéri, quatre mois de convalescence, après lesquels il quitta définitivement le service.

Depuis lors, il a habité Orléans, et est venu à Paris il y a quatre mois. Durant tout ce temps, il s'est bien porté, n'a eu ni accidents rhumatismaux, ni nouvelle chaudepisse. Son état, d'ailleurs, l'a toujours mis à même d'avoir une nourriture et un logement convenables.

Au commencement de mai 1859, il contracta une troisième chaudepisse plus intense que les deux premières, avec écoulement plus abondant et torsion inflammatoire de la verge. Quatre semaines après le début de cette blennorrhagie, il ressentit des douleurs dans les lombes et les deux fesses. Vers les premiers jours de juillet, la douleur s'étendit au genou gauche, et le malade fut obligé de s'aliter. Il remarqua, le 20 juillet, un gonflement dans ce genou gauche. Huit jours après, le genou droit se tuméfia à son tour, mais sans douleur. Cette fois, comme lors de la première arthrite, à mesure qu'apparurent les accidents articulaires, l'écoulement uréthral diminua progressivement.

Le malade ayant voulu marcher et s'étant fatigué, la douleur du genou gauche augmenta, et M... se décida à entrer à l'hôpital du Midi, le 30 juillet.

A la visite du lendemain, on constate une tuméfaction considérable du genou gauche. Cette articulation est tendue et douloureuse. Les dépressions sus et sous-rotuliennes sont remplacées par des saillies, et à ce niveau on sent de la fluctuation ; la jambe est dans l'extension sur la cuisse, c'est la seule position qui puisse être gardée. Les mouvements de flexion sont impossibles ou du moins très douloureux.

Il y a également tuméfaction du genou droit, mais l'épanchement est moins considérable ; la tension et le gonflement sont moins prononcés qu'à gauche, la douleur est nulle et les mouvements sont possibles.

Rien dans les autres jointures.

Rien au cœur.

Réaction fébrile légère.

Teinte pâle de la face, un peu d'anémie. Écoulement uréthral peu abondant. On prescrit des cataplasmes sur le genou gauche, 50 grammes sulfate de soude, le repos au lit, une portion.

Dès le lendemain, la fièvre a cessé, mais l'état local reste le même pendant quatre ou cinq jours. On fait alors mettre un vésicatoire sur le genou gauche, et après on fait, à la surface du derme dénudé, des frictions d'onguent mercuriel qui sont continuées les jours suivants. Le régime alimentaire est porté à deux portions, et plus tard, à trois et à quatre.

Sous l'influence de ce traitement, le genou gauche diminue rapidement de volume ; l'articulation est moins tendue, et la douleur beaucoup moindre. Des mouvements de demi-flexion deviennent possibles. Il y a également, diminution très prononcée dans le volume du genou droit. Cette amélioration commence à se faire sentir d'une manière notable dès le lendemain de l'application du vésicatoire, et elle va en croissant jusqu'au 16 août.

Le 17 août, le malade est pris de coliques vives, avec diarrhée, fièvre, douleur de reins. L'écoulement uréthral, qui s'était arrêté, reparaît plus fort que jamais. On cesse les frictions mercurielles, le malade est mis à la diète.

Le 19, la diarrhée et les coliques avaient cessé, ainsi que la fièvre et les douleurs de reins. On applique alors sur le genou droit un vésicatoire suivi de frictions mercurielles sur le derme dénudé. Comme la première fois, une amélioration considérable suivit immédiatement l'application du vésicatoire et se fit sentir sur les deux genoux à la fois.

Aujourd'hui, 25 août, le genou droit est revenu à son volume normal, les mouvements s'y passent sans aucune gêne.

Le genou gauche est encore tuméfié et douloureux, mais le gonflement et la douleur diminuent tous les jours; les mouvements de flexion peuvent s'effectuer, la marche est devenue possible, et le malade se promène dans les salles.

Rien au cœur, pas de fièvre; l'écoulement uréthral est à peu près supprimé; le malade est à quatre portions.

Ces deux observations sont trop concluantes pour que vous songiez à les réfuter, et vous devez maintenant bien comprendre qu'il y a une relation intime entre le gonocèle, comme l'appelle Swediaur, et l'écoulement uréthral. Il faut seulement avouer que nous sommes dans l'ignorance la plus complète sur le mécanisme qui préside au développement de cette complication de la blennorrhagie. La métastase, que quelques auteurs invoquent, ne peut être admise ici, puisque l'écoulement n'est pas tari quand l'arthrite survient; la sympathie n'explique rien; le virus blennorrhagique n'existe pas, selon moi, et quant au virus syphilitique, il est tout à fait hors de cause, comme je me suis attaché à vous le démontrer à propos de la nature de la blennorrhagie, en établissant une ligne de démarcation très nette entre la vérole et la gonorrhée.

Nous ne connaissons donc véritablement pas la nature des rapports qui relient entre elles l'arthrite et la blennorrhagie; nous ne pouvons que constater la parenté de ces deux affections.

Mais avant d'aborder les symptômes et avant de discuter le diagnostic, voyons un peu à quelle époque on a commencé à saisir cette parenté. Il n'y a pas très longtemps. Les auteurs anciens, en effet, n'en parlent dans aucun de leurs écrits, et c'est seulement au commencement du siècle dernier qu'on paraît l'avoir entrevue. Le premier, Guillaume Musgrave (1723) a dit que dans les maladies vénériennes les articulations se tuméfiaient quelquefois; mais comme il n'entre dans aucun détail, on peut se demander s'il a véritablement observé l'arthrite blennorrhagique, si l'on songe surtout qu'à cette époque, sous le nom de maladies vénériennes, on comprenait et la vérole et les maladies non virulentes.

Après lui, il faut arriver jusqu'à Hunter pour entendre de nouveau parler de cet accident. Mais Hunter ne cite qu'un seul fait, c'est celui d'un individu qui était pris de rhumatisme général toutes les fois qu'il contractait une chaudepisse; or, la manière vague dont il l'expose permet de douter encore qu'il ait bien réellement saisi la connexion des deux affections. Aussi Swediaur doit-il être considéré comme le premier auteur qui ait décrit à part l'arthrite blennorrhagique. Il y consacre en effet quelques pages sous les noms de *gonocèle*, d'*arthrocèle*, ou de *tumeur blennorrhagique du genou*. Il signale même dans ce chapitre une douleur siégeant au talon et qu'il aurait rencontrée plusieurs fois chez des sujets affectés d'écoulement; mais il ne parle d'aucune autre articulation que celle du genou, et c'est ce qui lui a fait donner à la maladie le nom de *gonocèle*.

Depuis Swediaur, tous les auteurs ont pensé à la relation possible de la chaudepisse et de l'arthrite survenue pendant son cours, les uns l'admettant, les autres la rejetant. Parmi les premiers et en dehors des spécialistes, je citerai M. Velpeau, qui s'en est occupé dans ses *Leçons cliniques*, et dont on trouve un article dans le *Dictionnaire de médecine*; Bonnet, qui en parle également dans son excellent ouvrage sur les maladies articulaires; le Dr Foucart, qui a publié un fort bon mémoire sur l'arthrite blennorrhagique, il y a une douzaine d'années; le Suédois Brand; enfin M. Rollet (de Lyon), dont nous avons eu, l'année dernière, un travail spécial sur la question. Tel est le résumé très succinct de l'historique de l'arthrite blennorrhagique.

Son étiologie se résume encore plus facilement. Je vous ai déjà parlé de la métastase, niée par beaucoup d'auteurs, invoquée par d'autres. Ni Hunter, ni Swediaur n'y font allusion; mais MM. Lagneau et Gibert n'hésitent pas à l'admettre. Eh bien, je vous répéterai ce que j'ai déjà dit : il ne peut y avoir métastase qu'autant que l'écoulement est supprimé complétement ; or, bien que ces auteurs aient en effet cité, à l'appui de leur opinion, des cas où l'écoulement s'était arrêté entièrement, il n'en est pas moins vrai que c'est l'exception et qu'habituellement il persiste malgré la complication articulaire. La métastase n'est donc pas suffisante pour expliquer tous les faits : aussi bornons-nous à constater que l'arthrite est sous la dépendance de la blennorrhagie, sans vouloir préjuger du mécanisme.

Les causes occasionnelles sont plus appréciables : il est manifeste, par exemple, qu'un coup reçu sur une articulation pendant le cours d'une blennorrhagie favorisera singulièrement le développement de l'arthrite ; le refroidissement aussi aura la même efficacité, et il est hors de doute que les professions qui exposent à l'humidité doivent avoir une grande influence sur l'apparition de la maladie. Néanmoins, je me hâte de le dire, la plupart du temps ces causes occasionnelles elles-mêmes sont insaisissables et le médecin ne peut pas même les soupçonner.

Ne nous appesantissons donc pas davantage sur une question aussi difficile, et voyons quel est le siége de cette maladie dont les causes sont si obscures.

Il est reconnu aujourd'hui que l'arthrite blennorrhagique peut envahir indistinctement toutes les articulations ; mais ce n'était pas l'opinion des auteurs qui signalèrent pour la première fois cette complication de la gonorrhée. Swediaur pensait qu'elle ne se montrait que dans le genou, et il l'avait nommée par cette raison *gonocèle*. Suivant lui, elle ne se rencontrait pas ailleurs ; il note seulement une douleur survenue à la région calcanéenne chez quelques malades ; mais il n'a pas l'air d'y attacher de l'importance et il ne cherche pas à s'en rendre compte. M. Gibert remarqua aussi cette dernière douleur, sans se prononcer sur sa nature. Cette persistance à désigner la région calcanéenne étonne singulièrement M. Foucart et Vidal, qui, tout en étant loin de limiter au genou la sphère d'action de l'arthrite blennorrhagique, ne comprennent pas qu'il puisse y avoir de la douleur où il n'existe pas d'articulation. Nous verrons tout à l'heure que Swediaur et M. Gibert avaient bien observé, et nous en donnerons l'explication.

Toutes les articulations, avons-nous dit, peuvent être envahies, mais il y en a de plus fréquemment atteintes les unes que les autres, et les relevés démontrent que c'est l'articulation tibio-fémorale qui a le privilége sous ce rapport. Viennent ensuite les articulations tibio-tarsienne, huméro-cubitale, scapulo-humérale, sterno-claviculaire, enfin celles des doigts et des pieds ; ce qui prouve que, contrairement à ce qu'on avait soutenu, l'arthrite blennorrhagique n'attaque pas exclusivement les grandes articulations ; seulement il faut noter que quand elle

envahit les petites, c'est presque toujours consécutivement aux grandes, et non pas d'emblée.

Toutes ces articulations, petites ou grandes, peuvent
être prises successivement ou plusieurs à la fois, les deux
genoux ensemble, par exemple, ou un genou et un coude,
ou encore un genou et les articulations phalangiennes.
Il est donc encore inexact de dire qu'un des signes
pathognomoniques de l'arthrite blennorrhagique, c'est
qu'elle n'occupe jamais qu'une seule jointure à la fois,
et je n'hésite même pas à avancer qu'au lieu d'être la
règle, c'est l'exception.

Le retentissement blennorrhagique n'a pas lieu seulement sur les articulations, comme le mot arthrite semble
l'indiquer; mais il se fait aussi sentir sur d'autres membranes de nature séreuse. Ainsi Brand a cité des cas de
gonflement des gaînes tendineuses; j'en ai vu également; M. Ricord et beaucoup d'autres auteurs en ont
signalé des exemples. Le premier fait qu'il m'ait été donné
d'observer, c'était sur un malade qui, atteint de blennorrhagie, était venu en même temps me consulter pour
une douleur dans le pied. J'examinai l'articulation tibio-
tarsienne, je la fis jouer sans aucune douleur, et ce n'est
qu'en pressant sur la gaîne des péroniers latéraux que
celle-ci se manifesta; je pus alors très bien constater
que le gonflement était limité à la coulisse tendineuse
de ces muscles. J'ai depuis rencontré des épanchements
séreux dans la gaîne des tibiaux et aussi dans celle des

radiaux et des extenseurs du pouce, ce qui constitue une variété d'aï qu'il faut connaître. Un jour, un imprimeur vint me consulter pour un gonflement de cette espèce ; sa profession, une de celles où l'aï se voit le plus souvent, semblait une explication de prime abord satisfaisante ; mais je remarquai bientôt que l'aï était à la main gauche, bien que le malade ne fût pas gaucher ; j'appris aussi qu'il n'avait jamais occupé les gaînes du pouce droit, ce qui eût été nécessaire si la profession en eût été la cause. Enfin ce jeune homme, m'affirmant n'avoir jamais eu de rhumatisme et me déclarant en dernier lieu qu'il avait la chaudepisse, je n'hésitai pas à rapporter tout à celle-ci.

Après les articulations, les gaînes tendineuses ne sont pas encore les seules synoviales sur lesquelles l'influence de la blennorrhagie peut s'exercer ; les bourses normales ou accidentelles n'en sont pas à l'abri, et c'est de cette façon que s'explique cette douleur de la région calcanéenne signalée en passant par Swediaur, notée aussi par MM. Rollet et Gibert, et que M. Foucart ne pouvait comprendre. M. Ricord cite l'inflammation de la bourse séreuse placée en avant du tendon d'Achille, derrière le calcanéum ; j'ai vu celle de la bourse séreuse qui correspond à l'acromion, et celle de la bourse séreuse placée au devant de la rotule.

Ainsi, en résumé, la blennorrhagie peut étendre ses effets sur toutes les articulations, grandes et petites, sur toutes les gaînes tendineuses et même sur les bourses séreuses, tant normales qu'accidentelles. Il n'y a jusqu'à présent que les séreuses splanchniques, comme les plèvres, le péricarde et l'endocarde, le péritoine et l'arachnoïde, qui paraissent faire exception. Encore M. Ricord dit-il avoir observé des péricardites et des endocardites, comme dans le rhumatisme ordinaire. Ces complications-là, je le sais, ont été rejetées par la plupart des auteurs. Pour mon compte, je ne veux pas nier absolument qu'on puisse les rattacher à la blennor-rhagie, et, sans être aussi exclusif, je dirai seulement que je n'en ai jamais rencontré.

SEXE. — Maintenant, messieurs, j'aborde une autre question : l'arthrite blennorrhagique s'observe-t-elle chez la femme ? Non, vous répond M. Rollet, qui en fait une maladie spéciale à l'homme, et qui puise dans cette circonstance un nouveau signe distinctif d'avec le rhu-matisme, commun aux deux sexes. Je puis vous affirmer, messieurs, tout le contraire : l'arthrite blennorrhagique existe aussi bien chez la femme que chez l'homme ; il y en a des exemples très authentiques ; seulement il est juste de dire qu'elle est infiniment plus fréquente chez ce dernier. M. Cloquet, qui l'admet dans les deux sexes, avait pensé que chez la femme elle attaquait de préférence l'articulation coxo-fémorale ; personne depuis n'a signalé cette particularité.

Pendant mon séjour à l'hôpital de Lourcine , j'ai observé trois fois l'arthrite blennorrhagique chez la femme : dans un cas c'était le genou qui était pris, dans un autre c'était le poignet, dans un troisième c'était l'articulation sterno-claviculaire. Les deux premières observations ne peuvent faire pour moi l'objet d'un doute quant à la nature de l'arthrite. Ces deux femmes n'avaient jamais eu jusque-là la moindre atteinte de rhumatisme. Je ne serai pas aussi affirmatif pour la troisième, qui paraissait avoir eu antécédemment quelques atteintes d'arthrite rhumatismale, et dans ce cas, je le reconnais volontiers, il a pu n'y avoir que coïncidence d'une attaque de rhumatisme pendant l'existence d'une blennorrhagie. M. Richet, qui, pendant trois ans, a été mon collègue dans le même hôpital, a eu à traiter une arthrite du genou qu'il n'hésita pas à rattacher à une blennorrhagie pour laquelle la malade se trouvait dans ses salles.

Néanmoins il faut que cette maladie soit rare chez la femme, pour que dans l'espace de douze ans, dans un hôpital comme celui de Lourcine, on ne l'ait observée que quatre fois. Mais les deux premiers cas qui se sont présentés à moi étaient tellement nets, qu'il n'y avait pas de doute possible à émettre, et ce que je tiens beaucoup à vous faire remarquer, c'est que chez mes trois malades il existait une uréthrite en même temps qu'une vaginite. Or vous devez pressentir combien il est regrettable que les auteurs qui ont vu des arthrites blennorrhagiques chez la femme n'aient pas songé à noter si le canal urinaire était enflammé en même temps que le vagin; car cette coïncidence du gonflement de l'articulation avec l'inflammation de l'urèthre, si l'observation démontrait qu'elle était nécessaire, assimilerait complétement l'arthrite dans les deux sexes.

Laissons à l'avenir le soin d'éclairer cette question, et bornons-nous, pour le moment, à constater l'existence bien réelle de l'arthrite blennorrhagique de la femme, chez qui sa rareté est peut-être seulement apparente, et pourrait trouver son explication dans cette circonstance que la femme dissimule très souvent ce qu'elle éprouve du côté des organes génitaux, et que, si elle voit paraître un gonflement articulaire, elle s'empresse de le rattacher au rhumatisme, bien innocemment du reste ; car elle est loin de songer qu'il peut y avoir un rapport entre ce malheureux genou tuméfié et ce léger écoulement qu'elle espère bien guérir seule sans le secours du médecin.

Symptômes. — Les symptômes de l'arthrite blennorrhagique ressemblent beaucoup à ceux du rhumatisme vulgaire; comme dans celui-ci, en effet, on observe de la douleur et du gonflement dans les articulations, et c'est à grand'peine qu'on a voulu chercher des caractères distinctifs. M. Velpeau et après lui M. Rollet ont avancé que la douleur était beaucoup moins vive que dans le rhumatisme, et que cette indolence devait servir à la reconnaître. C'est vrai jusqu'à un certain point, et l'on peut même dire dans la généralité des cas ; mais il ne faut cependant pas en faire un signe absolu, car on observe quelquefois des douleurs affreuses. Ces douleurs si vives n'arrivent pas ordinairement d'emblée; elles n'atteignent leur maximum que peu à peu, mais enfin, quelle que soit leur marche, elles n'en existent pas moins dans quelques cas, et, bien que M. Velpeau cite deux cas d'arthrites blennorrhagiques restées indolentes pendant tout leur cours, cette indolence ne doit pas être considérée comme un signe pathognomonique. Il y a en effet des rhumatismes qui débutent d'une façon aussi insidieuse, et d'autre part on voit des arthrites blennorrhagiques s'annoncer avec tout le cortége fébrile d'une inflammation franche. La douleur n'offre donc rien de particulier dans le gonocèle, pas plus au point de vue de sa marche qu'au point de vue de son intensité; tout ce qu'on pourrait dire, c'est qu'à l'inverse du rhumatisme, elle persiste souvent longtemps après la disparition complète de la lésion locale articulaire et la cessation entière de l'écoulement uréthral. M. Foucart a cité un cas de ce genre où, malgré la guérison de l'arthrite, les douleurs se faisaient encore sentir.

Les caractères tirés de l'examen des téguments sont aussi incertains. Ainsi on a prétendu que dans l'arthrite blennorrhagique la peau restait toujours saine autour de l'articulation et ne rougissait jamais; c'est pourquoi Swediaur l'avait appelée, avec les Anglais, tumeur blanche. Mais c'est encore là une erreur; en voulant à toute force distinguer les deux affections, on a forcé les choses et exagéré la vérité. Il est vrai, en effet, que très fréquemment les téguments restent normaux autour de l'articulation, et malgré le gonflement dont celle-ci est le siége; mais ce n'est pas constant et il arrive que parfois la peau est très rouge et sillonnée de veines variqueuses. M. Velpeau a même signalé une inflammation vraiment érysipélateuse, inflammation qui, dans ces cas, pourrait opérer une révulsion sur l'écoulement et expliquer la disparition de celui-ci dans quelques circonstances que l'on a eu le tort de mal préciser.

Je dirai du début de la maladie ce que je viens de dire de l'état des téguments; sa lenteur, que l'on a invoquée comme élément diagnostique, n'a nulle valeur, attendu qu'elle n'est pas constante, et que, ainsi que je crois l'avoir déjà fait remarquer, l'arthrite blennorrhagique peut débuter aussi brusquement qu'un rhumatisme ordinaire.

J'ai préféré, messieurs, discuter l'un après l'autre chacun des signes donnés comme pathognomoniques de l'arthrite blennorrhagique, que de vous faire une description de tous les symptômes de cette maladie, symptômes dans lesquels vous auriez cherché en vain quelque chose de particulier; je n'aurais fait que vous répéter ce qui se passe dans le rhumatisme. Vous voyez bien d'ici ce que doivent être les lésions locales : la fluctuation et le gonflement existent là comme ailleurs, et vous savez où les chercher suivant l'articulation prise; il va de soi aussi que la gêne du membre correspondant à l'articulation est en rapport avec l'intensité de la lésion. J'ajouterai seulement que l'élément inflammatoire peut se transporter d'une articulation à l'autre, en envahir de petites et de grandes à la fois, et même disparaître pour être remplacé par une ophthalmie, comme il nous a été donné de l'observer sur un malade qui est venu à plusieurs reprises dans le service.

Pendant ce temps, l'écoulement peut diminuer ou disparaître, ou ne pas se modifier du tout, comme on le voit généralement, de sorte qu'il n'y a encore là rien qui puisse servir au diagnostic.

Pour établir celui-ci, il n'y a véritablement d'utiles que les circonstances dans lesquelles s'est développée l'arthrite, c'est-à-dire l'existence d'un écoulement blennorrhagique, l'absence de tout accident rhumatismal antérieur chez le malade, et surtout la répétition du gonflement articulaire à chaque chaudepisse. Ce dernier point, le plus important, vous fera malheureusement défaut dans la grande majorité des cas, vos malades pouvant n'avoir eu qu'une seule gonorrhée, celle pour laquelle il vous consultent.

Quant à la marche de la maladie, je n'ai qu'à vous renvoyer aux deux observations rapportées plus haut, vous verrez que la durée la moins longue est encore de plusieurs semaines ; en général, il faut même quelquefois parler de plusieurs mois, et c'est avec surprise que j'entends M. Gibert dire que la marche en est rapide.

La durée est donc longue ordinairement, quelquefois même une véritable hydarthrose peut en résulter ; mais la terminaison de beaucoup la plus fréquente, c'est la résolution. Cependant la suppuration, niée par M. Rollet et d'autres auteurs, a été notée dans quelques observations. Vidal cite un cas qui me paraît hors de doute : « La malade, dit-il, n'avait commis aucune imprudence, elle gardait le repos, elle n'avait été soumise à aucun traitement perturbateur ; elle n'en fut pas moins prise d'une inflammation du genou qui donna lieu à des abcès que je dus ouvrir. » Il en résulta une ankylose. Pour mon compte, je n'ai jamais rien vu de semblable. M. Velpeau, dans un article du *Dictionnaire de médecine*, parle d'un cas d'arthrite suivie de suppuration, et M. Muffait en a consigné dans sa thèse inaugurale un autre qui entraîna la mort. Mais je dois faire remarquer que dans ces deux circonstances, les malades n'avaient pas d'écoulement blennorrhagique simple. Celui de M. Velpeau portait un rétrécissement, et on le sondait de temps en temps à l'époque où il fut pris d'arthrite ; le malade de M. Muffait était aussi soumis au cathétérisme : de sorte que dans ces deux faits il y avait eu traumatisme, et rien ne nous dit qu'il n'en était pas résulté une phlébite et consécutivement des épanchements purulents dans les articulations.

En éloignant ces observations, on voit que les cas de suppuration à la suite d'arthrite blennorrhagique sont rares, et je ne saurais partager l'opinion de M. le docteur Foucart, qui, dans son mémoire sur l'arthrite blennorrhagique publié en 1846, avance que cette forme d'arthrite se termine plus souvent par suppuration que celle qui dépend du rhumatisme vulgaire. Aussi n'est-ce pas la possibilité d'une pareille terminaison qui doit en rendre le pronostic grave ; c'est plutôt le passage à l'état chronique, c'est-à-dire sa conversion en hydarthrose. Cette dernière terminaison, en effet, est fâcheuse, en ce que la marche ou certains mouvements deviennent très gênés ou même tout à fait impossibles. Le jeune sculpteur, dont je vous ai lu l'observation, ne pouvait pas se livrer à son travail ; outre que ses doigts se refusaient à maintenir son ciseau ou son marteau, la station verticale était très pénible. Cette gravité du reste est relative et dépendra surtout des professions.

Après ce que je viens de vous dire de la suppuration, cette terminaison si exceptionnelle de l'arthrite blennorrhagique, vous concevez que les lésions anatomiques de cette affection doivent être peu notables. On a bien signalé toutes les altérations rencontrées dans le rhuma-

tisme ordinaire, on a bien noté le fongus des articulations, le ramollissement ou la destruction des ligaments,
l'ankylose ou la tumeur blanche, comme chez la malade
de Vidal, mais il faut ranger tout cela dans les exceptions
les plus rares; il n'y a ordinairement qu'un peu de rougeur de la synoviale et un épanchement séreux dans sa
cavité. Rappelez-vous seulement que les lésions ne sié-
gent pas toujours exclusivement dans l'intérieur de l'articulation; nous avons vu, à propos des symptômes,
que les téguments devenaient quelquefois rouges et
présentaient des dilatations variqueuses. Je viens d'être
témoin tout dernièrement d'un fait de ce genre sur un
jeune homme qui n'avait jamais eu de rhumatisme.
Pendant le cours d'une chaudepisse il fut pris de douleur
avec gonflement du coude. Les premiers jours tout
parut se passer dans la synoviale, mais bientôt les tissus
ambiants furent envahis, des symptômes de phlébite
des veines superficielles se déclarèrent, la peau rougit
et tout le membre supérieur fut pris d'un œdème considérable. Un étudiant en médecine de ses amis, interne
distingué des hôpitaux, effrayé de ces progrès, et n'osant
prendre sur lui la responsabilité du traitement, me fit
appeler. En présence de symptômes aussi aigus, je fus
un instant inquiet sur le résultat; tout heureusement
céda aux antiphlogistiques, à l'emploi de pommades
résolutives et au repos absolu du membre; la guérison
fut complète, mais elle se fit attendre longtemps.

Je n'ai rien à dire de bien particulier pour les gaînes tendineuses et les bourses séreuses. La douleur sera d'autant plus vive qu'elle occupera une région plus exposée aux frottements de toute espèce; la tuméfaction résultant du liquide épanché variera de forme, ainsi que vous en rend parfaitement compte l'anatomie, suivant la gaîne ou la bourse qu'elle envahira. Quant à la fluctuation, elle se sent quelquefois aussi nettement qu'au genou. De plus on constate souvent une crépitation très manifeste par la pression des doigts; crépitation du reste signalée dans les inflammations des gaînes nullement consécutives à la blennorrhagie.

Le liquide renfermé dans ces coulisses ou bourses est ordinairement séreux, quelquefois cependant il est purulent, et l'année dernière je pouvais faire voir dans mes salles un exemple de suppuration de la bourse séreuse prérotulienne, survenue à la suite d'une chaudepisse, et dans lequel j'ai été obligé d'inciser la poche pour donner issu à un liquide séro-purulent, véritable abcès de la bourse séreuse. Le malade d'ailleurs a fort bien guéri.

Vous voyez, messieurs, qu'en somme les altérations anatomiques ne fournissent pas de caractères plus distinctifs que les symptômes, et qu'il faut toujours s'en rapporter à la marche, à l'évolution de la maladie, pour en diagnostiquer la nature.

TRAITEMENT. — Vous comprenez, par conséquent aussi, que le traitement, dont il me reste à vous parler, ne devra pas non plus beaucoup s'éloigner de celui que l'on institue contre un épanchement simple de l'articulation. Les antiphlogistiques, les diurétiques et les révulsifs seront vos seules armes ; mais, avant de vous préciser l'application de ces différents moyens, je dois vous dire que le traitement de l'arthrite blennorrhagique a dû nécessairement beaucoup varier avec l'idée que chacun s'en faisait, et qu'il a dû subir, à diverses époques, l'influence des doctrines prédominantes.

Ceux qui admettent la métastase pour expliquer le développement de l'arthrocèle blennorrhagique, recommandent de rappeler l'écoulement uréthral par tous les moyens possibles ; c'est, suivant eux, le moyen le plus sûr de dissiper le gonflement articulaire. M. Lagneau est partisan de cette méthode, sur laquelle nous avons déjà porté notre jugement, et qui ne serait rationnelle que dans le cas où l'écoulement aurait entièrement disparu, ce qui presque toujours est contraire à l'observation.

Les médecins, pour qui la blennorrhagie est syphilitique, ont donné le mercure contre sa complication, l'arthrite. Ce traitement est aussi inutile que le précédent ; le mercure, donné en vue d'agir sur la constitution, ne peut avoir qu'une influence fâcheuse sur l'état local, surtout chez les individus débilités, à chairs molles, ceux-là précisément qui sont plus prédisposés que d'autres à prendre des arthrites blennorrhagiques.

Je n'insisterai pas plus longtemps sur ces genres de médications. Le traitement vraiment rationnel est celui du rhumatisme ordinaire.

Ainsi vous pouvez pratiquer une saignée du bras, quand l'état sera très aigu ; mais, en général, elle sera moins nécessaire ici que dans le rhumatisme vulgaire, car il y a ordinairement moins d'intensité dans l'inflammation, comme on peut s'en convaincre par le peu d'épaisseur de la couenne du sang.

Quand l'inflammation n'est pas assez forte pour comporter la saignée générale, contentez-vous de sangsues autour de l'articulation et de cataplasmes émollients.

A l'intérieur, on a conseillé les boissons diurétiques, auxquelles on ajoute 6 à 15 grammes de nitrate de potasse, ou bien la teinture de colchique à la dose de 3 à 6 grammes. Je n'en ai jamais retiré de grands avantages, aussi habituellement je laisse les malades boire à volonté la tisane rafraîchissante qui est le plus de leur goût.

Le sulfate de quinine, essayé dans plusieurs cas, a donné des résultats trop incertains pour qu'on puisse s'y fier.

Le remède véritablement héroïque, quand les symptômes inflammatoires sont un peu dissipés et qu'il n'y a plus que de l'épanchement, est le vésicatoire volant,

que j'applique partout, quel que soit le siége de la
maladie, gaînes, bourses ou articulations ; on le répétera
plusieurs fois, si c'est nécessaire, mais je rejette complétement les vésicatoires à demeure.

L'onguent mercuriel et toutes les pommades résolutives viendront ensuite compléter l'action du vésicatoire.

En même temps que vous ferez toutes ces applications
locales, vous aurez soin de maintenir le membre malade
dans l'immobilité.

Si ces moyens sont insuffisants, administrez l'iodure
de potassium et tentez la compression préconisée par
M. Velpeau. Mais, avant toutes choses, rappelez-vous que
la cause première de tous ces accidents, est la blennorrhagie, et qu'en bonne logique c'est elle qu'il faut
d'abord attaquer. C'est donc un conseil tout opposé à
celui des partisans de la métastase, pour qui la précaution la plus urgente est de ramener l'écoulement à sa
primitive intensité.

OPHTHALMIE BLENNORRHAGIQUE.

Il y a deux espèces d'ophthalmie blennorrhagique
tout à fait différentes :

1° L'ophthalmie blennorrhagique ordinaire, qui est un
catarrhe aigu de l'œil, une véritable conjonctivite purulente ;

2° Et l'inflammation de la membrane de Descemet,

qui se présente avec des symptômes beaucoup moins intenses.

La première, la plus redoutable, a été décrite la première fois par un oculiste fort distingué, Charles de Saint-Yves, en 1702, dans son *Traité des maladies des yeux* (1). C'est d'après lui qu'Astruc en parle. Elle a échappé complétement à Hunter, qui n'en dit pas un mot dans son ouvrage, et il y a même lieu d'être surpris qu'un observateur aussi sévère ne l'ait pas remarquée; depuis, tous les auteurs qui ont écrit sur la blennorrhagie y ont consacré des chapitres plus ou moins étendus.

L'ophthalmie blennorrhagique est rare, surtout si on la compare au nombre des chaudepisses que l'on observe. Swediaur pense qu'elle n'a jamais été signalée chez la femme, et pendant plusieurs années passées à Lourcine, MM. Denonvilliers et Gosselin n'ont pu la rencontrer. Il est cependant indubitable qu'elle existe dans les deux sexes; car j'en ai vu deux cas bien tranchés, seulement il reste démontré qu'elle est beaucoup plus fréquente chez l'homme que chez la femme.

Cette particularité n'a échappé à aucun de ceux qui admettent l'ophthalmie blennorrhagique dans les deux sexes, et l'on a voulu l'expliquer en disant que les femmes avaient moins l'occasion de porter la main à leurs organes génitaux; peut-être est-ce une raison, mais je

______

(1) Paris, 1702, in-8, liv. II, chap. IV, art. 10.

crois que la principale cause est tout autre. Dans mon opinion, une condition indispensable au développement de l'ophthalmie blennorrhagique, c'est l'existence d'une uréthrite; or, vous savez que, relativement à la vaginite, celle-ci n'est pas commune chez la femme, tandis qu'elle est toute la lésion chez l'homme : là réside vérltablement la question. Cette manière d'interpréter les choses me satisfait d'autant plus, qu'elle rapproche entièrement l'ophthalmie gonorrhéique de l'homme et celle de la femme, de sorte que, si l'on en ignore la nature intime, on les rattache au moins de cette façon au même point de départ, l'inflammation du canal urinaire.

CAUSES. — Comme pour l'arthrite, les avis sont très partagés relativement à l'étiologie de l'ophthalmie blennorrhagique. Mais deux opinions dominent : dans l'une, l'inoculation du pus blennorrhagique sur la muqueuse oculaire est nécessaire; dans l'autre, tout s'explique sans elle.

La première s'appuie sur des faits très bien observés, et dans lesquels les malades avouent s'être frotté les yeux avec leurs doigts souillés de pus. Je ne vous rappellerai pas ici la théorie de M. Thiry (de Bruxelles), qui veut que ce soit seulement le pus de l'uréthrite granuleuse, la seule véritablement blennorrhagique pour lui, qui, mis en contact avec l'œil, produise l'ophthalmie spéciale. Je ne m'arrête pas à réfuter de nouveau cette théorie, à laquelle je ne crois pas pour les raisons que je vous ai déjà développées.

Les exemples de contagion sont nombreux : un oculiste distingué, M. Florent Cunier, a publié dans les *Annales d'oculistique* (t. XVI), 84 cas d'ophthalmies blennorrhagiques, dans lesquels 45 (38 hommes et 7 femmes) étaient dus à l'inoculation. Astruc (1) cite l'observation d'un jeune homme, qui, «pour se fortifier la vue, était depuis longtemps dans l'habitude de se laver, tous les matins, les yeux avec son urine encore chaude », et qui, dans ces conditions, ayant malheureusement gagné une « gonorrhée virulente », fut bientôt pris d'ophthalmie vénérienne.

Swediaur, qui croit avec beaucoup de praticiens que « cette ophthalmie tire son origine d'une gonorrhée virulente, répercutée et déposée dans les yeux par voie de métastase, » cite cependant une observation semblable à celle d'Astruc (2).

Enfin, ce qui démontre bien que la maladie se développe parfois par contagion, c'est l'exemple d'individus, vierges de chaudepisse, ayant gagné une ophthalmie blennorrhagique pour s'être servis de linge appartenant à des personnes infectées. L'observation suivante est aussi curieuse que concluante sous ce rapport. Un malade, qui a séjourné longtemps dans mes salles, entra pour une

(1) Astruc, *Malad. vénér.*, t. III, p. 166.
(2) Swediaur, t. I, p. 194 et suiv.

blennorrhagie ; il avait un œil d'émail : un de ses yeux, en effet, avait été perdu dans son tout jeune âge, je ne sais par suite de quelle affection ; il ôtait cet œil artificiel chaque soir et le mettait dans un verre d'eau, qui lui servait à laver sa verge. Tout à coup il est pris d'une inflammation très intense du moignon de son œil et de toute la membrane qui tapissait l'orbite, avec écoulement jaune verdâtre et douleurs affreuses. On en cherchait la cause, quand il nous donna les renseignements précédents. Ce fait m'ayant frappé, j'en parlai à M. Ricord, qui me dit en avoir observé un semblable.

Ainsi donc, messieurs, on ne peut, au moins dans certains cas, se refuser à admettre le développement de l'ophthalmie blennorrhagique par transport direct sur la conjonctive du pus provenant de l'urèthre.

Mais il y a des preuves non moins certaines que l'ophthalmie peut se déclarer en l'absence de toute inoculation. On en a vu, en effet, frapper des individus qui, instruits du danger de toucher leurs yeux, après avoir porté la main à leurs organes génitaux, prenaient toutes les précautions nécessaires pour éviter ce contact, et n'en ont pas moins été atteints. Astl. Cooper et M. Fl. Cunier ont cité des observations de malades ayant eu déjà chaudepisse et ophthalmie, et qui furent pris de nouveau d'ophthalmie à l'occasion d'une seconde blennorrhagie, malgré tous les soins qu'ils avaient mis à se préserver d'un accident dont ils connaissaient par

expérience le danger. Enfin, on voit souvent l'ophthalmie coïncider ou alterner avec une arthrite blennorrhagique, et il est très naturel de rattacher la première
à la cause qui a produit la seconde ; or, vous comprenez
bien que pour expliquer le développement de l'arthrite,
il n'y a pas d'inoculation possible à invoquer. Brand a
cité des cas de ce genre, et M. Rollet aussi.

On a bien encore dit à l'appui de la non-contagion : Si
le contact du pus blennorrhagique sur la conjonctive
s'effectuait réellement et s'il était véritablement la cause
de l'ophthalmie, on ne concevrait pas comment une
inoculation analogue ne se rencontrerait pas sur des
individus porteurs de chancres à la verge ou affectés de
balano-posthite. Malheureusement pour ceux qui pensent
détruire ainsi la théorie de la contagion, la science
possède des exemples de chancres palpébraux, développés à la suite d'inoculation de chancres de la verge.
Quant à la balano-posthite, jamais elle ne se complique
d'ophthalmie pas plus que d'arthrite, car elle manque
de ce quelque chose qui fait de la blennorrhagie une
inflammation spéciale. Il ne faut donc pas tenir compte
de ces dernières preuves ; mais malgré leur insuffisance,
l'ophthalmie, par cause interne, a assez d'autres faits
qui plaident en sa faveur pour qu'elle doive être admise
sans conteste.

C'est pour expliquer cette variété d'ophthalmie, c'està-dire cette ophthalmie développée en dehors de toute contagion, que l'on a invoqué la métastase. Saint-Yves n'en cherche pas d'autre raison. Vidal, qui ne nie pas complétement la contagion, est cependant très porté à croire que ce n'est pas le mode de développement le plus fréquent, et il donne des arguments assez sérieux pour défendre la métastase. Je vous répète que celle-ci ne pourrait être acceptable que si l'écoulement cessait; or, c'est l'exception quand il s'arrête.

La sympathie entre les muqueuses uréthrale et oculaire, admise par Scarpa et Samson, et en vertu de laquelle l'une s'enflammant, l'autre s'enflammerait, ne me satisfait pas davantage.

Quant aux prétendues émanations miasmatiques du virus blennorrhagique, qui viendraient irriter la conjonctive, c'est une pure conception de l'esprit. Il est bien plus naturel de dire que l'ophthalmie blennorrhagique se déclare quelquefois à la suite de l'inoculation dans l'œil du pus blennorrhagique, et que dans d'autres cas, au moins aussi communs, elle est due à une autre cause qui nous échappe.

Quoi qu'il en soit, la condition indispensable est donc la présence d'une blennorrhagie, et les causes occasionnelles ne pourraient rien sans elle. Parmi celles-ci, se trouvent le froid, les courants d'air, une lumière, une réverbération très vive. Swediaur ne doute pas que, dans les trois cas qu'il a vus, le froid excessif n'ait été la cause déterminante, et, contrairement à nous, il le croit même nécessaire. Je n'y attache pas tant d'importance, sans cependant en nier complétement l'efficacité. Une lumière très vive peut certainement favoriser le développement de l'ophthalmie; j'ai observé un fait où elle me paraît en avoir été le point de départ. Le voici. Un jeune homme à qui je donnais des soins pour une chaudepisse intense se mit un jour à sa fenêtre pour voir passer un régiment de cuirassiers; un rayon de la lumière réfléchie par les cuirasses lui frappa les yeux, et il en reçut une impression instantanée très pénible. Quand je vis le malade le lendemain, une ophthalmie intense s'était déclarée. Voilà le fait brut. Maintenant y avait-il eu inoculation, la lumière réfléchie était-elle véritablement coupable, ou y avait-il eu tout simplement coïncidence? Ces suppositions sont possibles, mais les choses se sont tellement succédé, qu'il n'est pas non plus irrationnel d'y voir un certain rapport de causalité.

Symptômes. — Les symptômes de l'ophthalmie blennorrhagique sont très variables, et il est excessivement rare d'en voir le début; la maladie marche ordinairement tellement rapidement, que les paupières sont déjà très tuméfiées quand les malades réclament des soins.

Si vous avez pu assister au commencement, vous avez vu la muqueuse oculaire d'un rouge très vif, écarlate; bientôt le tissu sous-conjonctival s'infiltre d'un liquide séreux, qui cause très vite un chémosis considé-

rable. La peau est sombre, brunâtre, et en même temps
un gonflement particulier, et qui est presque caractéristique, s'empare des paupières : la paupière supérieure,
énormément distendue, est béante et imbriquée sur l'inférieure, qu'elle cache presque en totalité. Cette disposition, signalée par beaucoup d'auteurs, a été attribuée
à la tuméfaction du cul-de-sac supérieur qui paraît plus
spécialement atteint.

Quelquefois un spasme très énergique étreint les paupières, et si elles ne chevauchent pas complétement
l'une sur l'autre, on voit le chémosis faire hernie entre
elles et être étranglé absolument comme un bourrelet
hémorrhoïdal par le sphincter anal.

L'écoulement, d'abord séreux, devient séro-sanguinolent, puis jaune et vert. Il ressemble tellement à celui
qui s'écoule de l'urèthre, qu'il tache le linge identique-
ment comme lui, et qu'on ne saurait, en aucune manière,
en faire la différence. Ce liquide est très âcre et ulcère
souvent la joue, quand il coule en abondance.

En même temps, des douleurs gravatives se développent dans l'orbite, et tout autour, aux tempes, au front,
et dans certains moments la tête tout entière est traversée
par des élancéments épouvantables qui arrachent souvent
des cris aux plus courageux.

A ces symptômes s'ajoute parfois la photophobie; mais
il ne faut pas la confondre avec le spasme du sphincter,
et croire que la contraction de celui-ci n'a d'autre but

que de soustraire les yeux à la lumière. Quand il y a
véritablement photophobie, ce que l'on observe souvent
chez les enfants scrofuleux dont la cornée est ulcérée,
l'œil, fuyant les rayons lumineux, va se cacher sous la
paupière supérieure, quand on veut l'examiner; dans le
spasme de l'orbiculaire, au contraire, ce sont les paupières qui, contractées pathologiquement, viennent au-
devant de la cornée restée saine. Ce spasme, du reste,
n'existe qu'au début de la maladie, et alors que la cornée
ne présente pas encore les lésions nécessaires à la production de la photophobie. A cette époque, en effet, la
cornée est parfaitement transparente et seulement
enchatonnée par le chémosis ; mais son intégrité ne dure
pas longtemps ; bientôt la cornée se prend, comme
toutes les autres parties de l'œil, et au spasme précédemment indiqué vient se joindre la véritable photophobie.

La cornée peut être envahie de deux façons. 1° Quelquefois elle devient presque instantanément grisâtre
dans toute son étendue et se détache entièrement ; c'est
une espèce de sphacèle général d'emblée. 2° D'autres fois
une ulcération, semblable à un coup d'ongle, commence
à la circonférence, puis peu à peu fait le tour, et finit
aussi par amener un sphacèle et un ramollissement de
toute la cornée. Dans les deux cas, c'est un sphacèle par
étranglement inflammatoire. La seconde forme, moins
grave, peut s'arrêter en chemin, et laisser intacte une

partie de la cornée; mais, comme la première, elle peut également entraîner la perte de l'œil, et cela très rapidement, en deux ou trois jours ou même en quelques heures. De quelque façon donc que la cornée soit envahie, sitôt qu'elle l'est, le pronostic est des plus fâcheux.

Voilà pour les symptômes locaux.

L'état général est assez sérieux; il y a de la fièvre, de l'agitation, de l'insomnie et même de la stupeur; mais un caractère sur lequel je veux insister, c'est une grande préoccupation des malades, un pressentiment de ce qui va leur arriver : ils sentent, pour ainsi dire, qu'ils vont perdre l'œil. Il est des cas cependant où il n'y a pas de réaction.

Mais qu'il existe des symptômes généraux ou non, les symptômes locaux sont toujours aussi alarmants et la marche est la même, c'est-à-dire très rapide. En quelques heures on a vu l'œil perdu, bien que l'ophthalmie suivît toutes ses phases. D'autres fois la marche est plus lente, mais c'est exceptionnel, et il faut vous en défier, car la maladie, restant bornée pendant quelques jours à la conjonctive et paraissant assez bénigne, acquiert souvent tout à coup une extrême acuité, et l'œil peut se vider avant que vous ayez le temps d'agir. Soyez donc toujours sur vos gardes quand vous avez devant vous une ophthalmie chez un individu atteint de blennorrhagie, et rappelez-vous aussi qu'il y a de ces conjonctivites insi-

dieuses que vous croirez guéries, et qui, à l'occasion
d'une recrudescence dans l'écoulement uréthral, revien-
dront subitement à leur plus haut degré d'intensité.

L'ophthalmie blennorrhagique est donc excessivement
grave et pour deux raisons. D'abord, parce que l'œil
est très souvent compromis ; et ensuite parce que, la
maladie eût-elle une issue plus heureuse, la résolution
est rarement entière : il subsiste presque toujours des ulcérations, des taches sur la cornée, qui gênent la vision
pour le reste de la vie, et puis dans ces cas redoutables,
où toutes les membranes et tous les milieux, choroïde,
rétine, cristallin, humeur vitrée, ont été pris, l'œil peut
bien ne pas se vider, mais la vision n'est pas moins
perdue par le développement consécutif de cataractes
et d'amauroses. Ainsi donc, de quelque côté qu'on se
tourne, danger imminent. Swediaur le savait bien, les
trois cas d'ophthalmie blennorrhagique qu'il signale ont
été suivis de cécité ; aussi est-ce du devoir du médecin,
quand pareille maladie se présente à lui, de prévenir la
famille de la probabilité d'une issue fatale.

Je ne vous parlerai qu'en passant d'une terminaison
assez singulière signalée par Vidal, et qui consisterait dans
la formation sur la conjonctive et les parties voisines de
végétations en tout semblables à celles que l'on voit sur
le gland et le prépuce. Je n'ai jamais rien vu d'analogue.

DIAGNOSTIC. — Bien qu'il n'y ait pas de signes objectifs pathognomoniques, et bien que les lésions ressemblent beaucoup à celles de toutes les ophthalmies purulentes, le diagnostic n'est cependant pas, en général, difficile ; celles-ci, en effet, ont une marche ordinairement plus lente, se développent pendant le cours d'une épidémie et ne coïncident pas avec un écoulement uréthral. Cette dernière circonstance est importante sans doute, mais elle ne satisfait pas complétement, et l'on a cherché à découvrir des signes plus précis.

On a dit, par exemple, qu'un des caractères qui serviraient à établir le diagnostic de l'ophthalmie blennorrhagique, c'est que celle-ci commence par envahir la muqueuse palpébrale; mais, en admettant que ce soit vrai, il est très difficile de le vérifier, puisque nous n'assistons presque jamais au début.

Lawrence soutient qu'elle n'attaque qu'un seul œil à la fois; c'est exact assez souvent, mais non pas toujours.

M. Hairion avance qu'elle se distingue des autres ophthalmies par le gonflement des ganglions préauriculaires. Je ne vois encore rien là de bien caractéristique, puisque les ophthalmies blennorrhagiques ne le présentent pas toujours, et que, d'un autre côté, nous voyons tous les jours l'inflammation la plus simple retentir vers les ganglions voisins.

Tous ces caractères n'ont donc pas une grande portée, et je crois que c'est seulement par la rapidité de la marche et la présence de la chaudepisse qu'on peut établir le diagnostic.

Quant au diagnostic différentiel de l'ophthalmie par contagion et de l'ophthalmie dite métastatique, on a pensé le préciser par les caractères suivants. La première se déclarerait au début de la blennorrhagie, période pendant laquelle le virus a le plus d'activité, tandis que l'autre ne se montrerait qu'au déclin, comme l'arthrite; l'ophthalmie par contagion serait plus aiguë, plus grave, moins facilement attaquable par les agents thérapeutiques, et l'autre offrirait moins d'acuité et aurait plus de chance de guérir. Je livre à votre appréciation ces différentes opinions, que, pour mon compte, je considère comme de nulle valeur:

Traitement. — Les partisans de la métastase veulent que l'on rappelle l'écoulement le plus tôt possible. « J'ai toujours, dit Swediaur (1), conseillé l'inoculation de la blennorrhagie comme le moyen le plus sûr et le plus expéditif de guérir la psorophthalmie, et j'ai eu la satisfaction de les voir guérir pour la plupart, même sans aucune application externe. »

Ne vous arrêtez pas, messieurs, à une pareille pratique; le temps est précieux, ne le perdez pas à raviver l'écoulement uréthral, adressez-vous directement aux antiphlogistiques et usez-en largement. Une, deux, trois

(1) Swediaur, *loc. cit.*

saignées générales, s'il le faut; puis des sangsues aux tempes en grande abondance, que vous répéterez aussi, s'il est nécessaire. En même temps, agissez sur le tube intestinal, soit par des purgatifs énergiques, ainsi que je le préfère, soit par l'émétique à haute dose, comme le conseille M. Rognetta. Mais agissez rapidement, c'est le point essentiel.

Ce n'est pas tout : sitôt que le chémosis commence, cautérisez avec le crayon de nitrate d'argent, si c'est possible, ou avec une solution très concentrée de ce sel (10 parties pour 20 ou 30 d'eau), s'il y a du spasme des paupières.

Si, malgré cela, le chémosis augmente, excisez-en une partie, et cautérisez le reste ou même enlevez-le complétement. Samson insistait beaucoup sur cette excision, et il poussait si loin sa méthode, que, dans les cas où les paupières, trop gonflées, ne pouvaient être ouvertes, il donnait le conseil de fendre la commissure externe, et d'enlever ensuite avec une pince et des ciseaux le bourrel etœdémateux. Cette méthode, ainsi entendue, n'a pas trouvé beaucoup de partisans.

M. Tyrrel, pensant que le sphacèle de la cornée était dû à un étranglement causé par le chémosis, a proposé et pratiqué lui-même le débridement de ce chémosis. Cette opération, toujours très délicate, est souvent même impossible, surtout avec les règles que donne Tyrrel, et elle ne vaut pas, à mon sens, l'excision.

Peu importe, du reste, le procédé opératoire; l'important est d'agir énergiquement et avec le plus de célérité possible. Ce sera même souvent tellement urgent, qu'il vous faudra employer dans la même journée tous les moyens dont j'ai parlé, et peut-être les répéter plusieurs fois en vingt-quatre heures. Les jours suivants, si une amélioration s'est manifestée, vous pourrez suspendre les cautérisations et vous borner aux dérivatifs, vésicatoires et purgatifs; ne négligez pas non plus de laver l'œil à grande eau plusieurs fois par jour, comme l'a conseillé M. Chassaignac dans l'ophthalmie des enfants. Ces irrigations sont excellentes : outre qu'elles nettoient la conjonctive et la cornée en enlevant toute la matière purulente qui les souille au fur et à mesure qu'elle se forme, par leur fraîcheur elles calment beaucoup les douleurs du malade, et font surtout sentir leurs bons effets quand on vient d'employer le caustique.

En même temps que vous agissez ainsi, administrez les narcotiques à l'intérieur à forte dose; vous ne sauriez trop multiplier les moyens susceptibles de calmer votre malade, tant sont grandes ses tortures.

Enfin vous avez gagné du terrain, mais ne vous reposez pas encore : poursuivez le mal par les vésicatoires volants appliqués soit au front, soit aux tempes, soit à la nuque, et renouvelez-les aussitôt qu'ils sont secs; s'ils ne suffisent pas, n'hésitez pas à appliquer un séton. Vous ne vous arrêterez, en tous cas, que lorsque l'œil sera complétement perdu ; car il faut que vous sachiez bien qu'il est des individus dont la cornée, entièrement ramollie , avait laissé déjà échapper toute l'humeur aqueuse, et ne permettait guère d'espérer la guérison, tant l'œil paraissait aplati, et qui n'en ont pas moins conservé la vue. Dans ces cas-là, en effet, comme j'ai pu l'observer moi-même, aussi bien dans l'ophthalmie purulente des enfants que dans l'ophthalmie blennorrhagique des adultes, l'humeur aqueuse se reproduit, et le malade en est quitte pour des taches sur la cornée.

La deuxième affection de l'œil, qui se manifeste sous l'influence de la blennorrhagie, s'éloigne beaucoup de celle que nous venons d'étudier, et par la gravité, et par les symptômes. Elle en diffère même tellement, qu'elle a dû et qu'elle doit encore nécessairement échapper à bon nombre de praticiens, et qu'elle n'est indiquée que par quelques auteurs.

C'est la troisième variété de Mackensie qui admet trois ophthalmies blennorrhagiques : 1° une ophthalmie contagieuse ; 2° une ophthalmie métastatique , et 3° une troisième espèce, qui est celle qu'il me reste à vous faire connaître, les deux premières se résumant dans celle que nous venons de terminer.

Brand en cite un cas. M. Ricord l'admet sous le nom d'ophthalmie par cause interne ; il la croit sympathique de la blennorrhagie et la considère comme une inflammation pure et simple. M. Rollet, comme Brand, la croit rhumatismale.

Cette affection, qui est constituée par l'inflammation de la membrane de Descemet, n'est ni rhumatismale, ni sympathique, elle est due à cette même cause inconnue qui tient sous sa dépendance toutes les manifestations de la blennorrhagie. J'ai eu occasion de la voir quelquefois, et, l'année dernière, vous avez tous pu l'observer sur un de nos malades atteint d'une arthrite blennorrhagique des deux genoux.

Les symptômes en sont légers; ils se résument souvent dans un peu de douleur dans un œil ou dans les deux yeux, avec ou sans embarras gastrique, et accompagnée au bout de quelques jours d'une gêne de la vision toujours peu considérable.

Dans un dégré plus avancé, en examinant l'œil, on remarque une congestion modérée de la sclérotique; la cornée est lisse, intacte, sans aucune ulcération, et s'il y a parfois de la photophobie, elle est toujours peu prononcée. La pupille, rétrécie, se dilate difficilement, mais elle n'est pas déformée et l'iris n'a pas changé de couleur. Si les milieux de l'œil sont altérés, c'est avec la même indolence, si je puis m'exprimer ainsi. Un simple nuage obscurcit la chambre antérieure, et tout peut se borner là. Mais bientôt, en général, toute l'humeur aqueuse devient trouble et de profil; on aperçoit comme un dépôt floconneux à la face postérieure de la cornée, de sorte que l'œil est dur, tendu, et la cornée paraît bombée en avant. Dans quelques cas, à l'humeur aqueuse et aux flocons albumineux se joint un peu de sang épanché.

Tous ces symptômes qui pourraient vous faire croire à une kératite ou à une iritis, ne sont dus qu'à des lésions de voisinage; la vraie lésion siége dans la membrane de Descemet qui est enflammée; en un mot, c'est une aquo-capsulite, et le diagnostic n'est pas entouré d'autant de difficultés qu'on pourrait se l'imaginer. Ce ne peut être, en effet, une iritis simple et franche, puisqu'il n'y a pas de déformation dans la pupille, ni de changement de coloration de l'iris, ni d'épanchement plastique à sa surface (condylomes), ni de cercle radié sclérotical. La seule chose qui plaiderait un peu en faveur de l'iritis, c'est le petit dépôt floconneux que j'ai signalé dans la chambre antérieure ; mais vous savez qu'il n'existe qu'à la face interne de la cornée, et que l'iris n'en présente aucune trace. L'iritis doit donc être complétement éloi-gnée ; quant à la kératite, elle offre encore moins de points de ressemblance avec l'affection qui nous occupe, car on n'observe aucune ulcération ; la photophobie, au lieu d'être très forte, est à peine marquée, et la cornée, vue de profil, est transparente dans toute son épaisseur. Le diagnostic ne présente donc pas de doute ; c'est bien une inflammation de la membrane de Descemet, et comme celle-ci est une séreuse, on s'explique alors faci-

lement comment elle coïncide avec l'arthrite blennorrhagique et comment elle peut alterner avec elle.

Dans tous les cas le pronostic est fort peu grave et la
résolution s'effectue avec une assez grande rapidité.
Par conséquent, le traitement sera très simple. Ce ne
serait que dans les cas où l'inflammation semblerait un
peu vive, qu'une petite saignée du bras pourra être
pratiquée; quelques sangsues aux tempes, de légers purgatifs, des compresses résolutives sur les paupières,
mais surtout un vésicatoire volant sur le front ou à la
nuque, en feront facilement justice.

DE LA BALANO-POSTHITE.

Je ne terminerai pas l'histoire de la blennorrhagie sans
vous entretenir d'une maladie qui, bien qu'infiniment
moins grave, a cependant avec elle une certaine analogie, qui reconnaît souvent les mêmes causes, et qui peut,
dans quelques circonstances, être confondue avec elle :
je veux parler de l'inflammation du gland et de la surface interne du prépuce, affection à laquelle on a donné
le nom de *balanite*, quand le gland seul est pris; de *pos-
thite*, lorsque c'est la surface interne du prépuce, et de
balano-posthite, quand les deux muqueuses sont enflammées, ce qui est le cas le plus ordinaire. On l'a aussi
appelée *blennorrhagie balano-préputiale*, *blennorrhagie
externe*, *chaudepisse bâtarde*.

Elle est assez fréquente, et elle se fait voir en dehors de tout contact infectieux, de même qu'elle succède souvent à un coït impur. On l'observe à tous les âges, mais quand on la rencontre chez les tout jeunes enfants et dans la vieillesse, on peut tout de suite supposer qu'elle n'est pas le produit de la contagion. Dans ces deux extrêmes de la vie, c'est le plus souvent la disposition herpétique qui y donne naissance. Chez l'adulte, au contraire, c'est ordinairement le rapprochement des sexes.

On a dit, et avec juste raison, que le phimosis complet congénital ou que la conformation du prépuce dont l'ouverture est assez étroite pour permettre difficilement la sortie du gland, était la cause la plus fréquente de la balano-posthite : cela est incontestable, puisque, dans ces cas, l'urine, ne trouvant pas une issue facile, s'épanche sous le prépuce jusqu'à la couronne du gland, où elle se mélange avec le smegma, ce qui constitue alors un liquide qui devient irritant ; mais cette cause est loin d'être constante, car il n'est pas rare de rencontrer des individus dont le gland n'a jamais été découvert, et qui cependant n'ont jamais ressenti le moindre inconvénient, de même aussi qu'on voit des malades affectés de balano-posthite chez lesquels l'ouverture préputiale est très large. Il faut dire aussi que souvent on a pris l'effet pour la cause, et que quand on a vu le phimosis, soit chez des enfants, soit chez des vieillards sujets à l'inflammation balano-préputiale, on n'a pas fait attention que c'était cette inflammation souvent renouvelée qui avait amené une modification dans la structure normale de ce voile membraneux; d'où la difficulté de ses mouvements, d'où le rétrécissement de son ouverture et souvent son atrésie incomplète.

La balano-posthite qui suit un coït impur est bien moins souvent déterminée par une vaginite ou une uréthro-vaginite, que par la sécrétion de la vulvite herpétique, par un écoulement leucorrhéique simple ou par le produit de sécrétion d'ulcérations tuberculeuses ou cancéreuses de l'utérus. Quand la balano-posthite est le résultat d'une véritable blennorrhagie de la femme, il est assez rare qu'elle existe seule; le plus ordinairement elle accompagne l'inflammation de l'urèthre. Dans ce cas, on conçoit que le phimosis congénital soit une cause prédisposante, parce que l'écoulement uréthral baigne sans cesse la muqueuse du gland et du prépuce, et cela est si vrai, que si l'on observe attentivement, il est facile de se convaincre que cette inflammation est secondaire, et qu'elle n'arrive que quelques jours après que les premiers symptômes se sont déclarés du côté de l'urèthre.

Quand la balano-posthite est la conséquence de la blennorrhagie, les symptômes en sont rapidement très aigus. Lorsqu'au contraire elle est produite par les autres causes que j'ai indiquées, elle est beaucoup plus lente à se développer et à atteindre son summum d'intensité. C'est d'abord un sentiment de prurit, de cuisson dans la région du gland. Si le malade examine sa verge, il s'aperçoit que le gland est rouge, que la surface interne du prépuce est plus sèche, et s'il veut découvrir, il a plus de peine et souvent une certaine douleur. Cet état peut durer ainsi pendant plusieurs jours, puis il s'aggrave, et une sécrétion muqueuse, muco-purulente, purulente même, ne tarde pas à se faire voir : c'est alors que s'il y a phimosis naturel ou rétrécissement de l'ouverture préputiale par l'inflammation elle-même, il est possible de ne pas bien distinguer si le pus jaune ou verdâtre que l'on voit suinter provient de l'urèthre ou de la surface du gland.

A cette période toute l'extrémité de la verge est gonflée, quelquefois œdémateuse ; il y a quelquefois aussi sur l'organe des traînées rouges qui montent jusqu'à sa racine, et qui sont l'indice d'une lymphite, par suite de laquelle les ganglions inguinaux, légèrement gonflés, deviennent douloureux.

Localement la muqueuse balano-préputiale peut présenter trois états différents. Tantôt, en effet, il n'y a qu'une inflammation franchement catarrhale, sans la moindre solution de continuité. Ceci se voit surtout chez les enfants et dans la balano-posthite des vieillards, où la muqueuse est épaissie, comme le tégument l'est toujours dans les affections eczémateuses chroniques. Tantôt l'épithélium est enlevé, et la muqueuse est érodée, exulcérée par places et même dans la plus grande partie de son étendue. Il n'est pas rare que la muqueuse du prépuce participe à cette érosion, qui le plus souvent cependant est bornée au gland. Tantôt, enfin, la muqueuse n'est plus seulement érodée, mais le siége d'une véritable ulcération qui peut très bien être prise pour un chancre. C'est la violence de l'inflammation qui détermine l'ulcération. Celle-ci peut se compliquer de gangrène, et les destructions partielles du gland et du prépuce sphacélés n'ont souvent pas d'autre cause, alors qu'on est porté presque constamment à y voir des chancres gangréneux.

La terminaison de la balano-posthite par gangrène est assez rare ; le plus ordinairement c'est la résolution qui a lieu ; seulement elle se fait plus ou moins attendre, suivant que l'ouverture du prépuce est assez large pour permettre la sortie libre du gland, et par conséquent les applications topiques nécessaires.

Une conséquence de l'inflammation qui nous occupe, c'est l'adhérence partielle ou générale des deux feuillets de la muqueuse balano-préputiale. Elle se rencontre chez les sujets qui en ont été affectés à plusieurs reprises, et si l'on a à pratiquer l'opération du phimosis, il faut être prévenu que cette adhérence peut avoir lieu. Dans un cas tout récent, j'ai dû opérer un jeune homme affecté de phimosis congénital, qui, depuis son enfance, avait été en proie à un certain nombre d'atteintes de symptômes évidents de balano-posthite ; j'eus beaucoup de peine à faire une dissection convenable, et il me fallut pour ainsi dire reconstituer le prépuce avant de le réséquer, tant l'adhérence était complète dans tous les points. Quelquefois ce ne sont que des brides plus ou moins larges qu'on détruit facilement.

Le diagnostic de la balano-posthite est parfois assez embarrassant à établir, quand il y a phimosis. En effet, la verge peut être gonflée comme dans la blennorrhagie. Comme dans celle-ci le malade peut souffrir en pissant, mais alors la douleur n'a pas lieu sur le trajet du canal ni dans la fosse naviculaire, et avec un peu d'attention on s'assure que c'est le passage de l'urine sur le prépuce enflammé qui la détermine. Si le phimosis n'est pas complet et qu'il laisse apercevoir le méat, on peut toujours distinguer d'où vient l'écoulement, et il n'est pas rare alors de constater qu'il provient en même temps de la surface balano-préputiale et de l'intérieur du canal, de même aussi qu'on peut s'assurer que celui-ci est tout à fait étranger au mal.

Le diagnostic de la balano-posthite est plus facile lorsque le gland peut être mis à découvert, puisqu'on a la maladie sous les yeux et qu'on voit s'il n'y a qu'inflammation catarrhale, ou si ce sont des érosions et des ulcérations simples. Dans le premier cas, on pourra toujours affirmer que la maladie n'a rien de grave et qu'elle n'aura pas plus de conséquences ultérieures sur la constitution que la blennorrhagie uréthrale ; mais il faut plus d'attention et plus de réserve chaque fois que la muqueuse est entamée, car on peut avoir affaire à un chancre mou à forme insolite ou à un chancre parcheminé, c'est-à-dire à un chancre très superficiel avec une doublure indurée très peu marquée et qui en a souvent imposé pour des ulcérations simples. Dans ce cas, les antécédents du malade, l'état des ganglions inguinaux surtout, aideront puissamment au diagnostic. Rappelez-vous, messieurs, ce que je vous ai dit de la blennorrhagie prétendue inoculable, et tenez pour certain que lorsqu'on a inoculé avec succès le muco-pus d'un balano-posthite, c'est qu'on opérait avec le produit d'un véritable chancre compliqué d'inflammation; et que lorsque l'on a vu des symptômes constitutionnels qui n'avaient pas d'autres antécédents, c'est qu'on avait laissé passer inaperçue cette circonstance si importante de la doublure parcheminée sur laquelle je ne saurais trop appeler votre attention, parce qu'elle n'est pas à beaucoup près aussi rare que vous pourriez le croire.

Dans la balano-posthite simple, catarrhale ou ulcéreuse, il peut certainement y avoir un retentissement sympathique sur les ganglions inguinaux, mais en général il est peu prononcé, et il n'arrive jamais jusqu'à la suppuration comme dans le chancre mou, ou jusqu'à l'état indolent comme dans le chancre induré.

Outre les symptômes primitifs, c'est-à-dire les chancres siégeant sur le gland et pouvant être confondus avec la balanite simple, on y rencontre quelquefois aussi des rougeurs et des ulcérations qui sont l'indice d'une syphilis secondaire, et qui sont constituées par des papules qui coïncident avec une éruption cutanée lichénoïde, ou même seulement avec les taches les moins accentuées de la roséole. Je ne parle pas des plaques muqueuses du gland et du prépuce que l'on peut observer à la même période d'une vérole constitutionnelle, car il n'est réellement plus possible de les prendre pour une balano-posthite simple.

Le traitement varie suivant l'espèce à laquelle on a affaire. Souvent dans la forme catarrhale et dans celle avec excoriations superficielles, les soins de propreté, les bains locaux dans une décoction émolliente, l'interposition entre le gland et le prépuce d'un linge fin, de la charpie, ou même seulement de la poudre de riz, d'amidon, sont des moyens suffisants; quelquefois il faut y ajouter des attouchements soit avec le crayon de nitrate d'argent, soit avec une dissolution de ce sel à la dose de 10, de 20, de 30 centigrammes, d'un demi-gramme et même d'un gramme pour 100 grammes d'eau. Je préfère de beaucoup l'emploi du caustique solide, surtout dans la balano-posthite exulcéreuse et dans celle où il y a ulcération.

Lorsque l'inflammation balano-préputiale est très intense, c'est toujours par les antiphlogistiques locaux et généraux que le traitement doit commencer. Il est rare que l'on soit dans la nécessité de tirer du sang, et lorsqu'on doit le faire, c'est plutôt à des sangsues appliquées dans les aines qu'on a recours ; et ici il faut vous souvenir de ce que je vous ai dit des inconvénients de l'application des sangsues sur la verge même. Viendront ensuite les boissons rafraîchissantes, les bains généraux, le soin de tenir le ventre libre. Localement on emploiera les bains émollients de guimauve, de morelle, de lin, de pavot, et l'on fera des injections intra-préputiales de même nature, s'il y a phimosis. Je ne suis pas partisan de l'application de cataplasmes, je crains leur chaleur humide qui peut entretenir la verge dans un état de demi-érection défavorable. Quand l'inflammation tombe, il faut arriver aux résolutifs, l'eau fraîche seule, le vin aromatique, une solution très légère d'alun, l'eau de chaux. Je ne conseille jamais l'extrait de Saturne que dans la forme catarrhale, et je le rejette toutes les fois qu'il y a la moindre solution de continuité, parce que loin de favoriser la cicatrisation, il la retarde par le dépôt du plomb qui se fait sur la surface ulcérée.

La balano-posthite avec phimosis peut, ai-je dit, se terminer par la gangrène ; on redoutera qu'il n'en soit ainsi, en raison de la violence de l'inflammation, et l'on en a la certitude par la nature de l'écoulement, qui devient ichoreux et qui exhale une odeur caractéristique. Dans ce cas, je n'hésite pas à sacrifier le prépuce, soit par une incision simple, soit, ce qui est de beaucoup préférable, par une circoncision complète. On peut ainsi éviter la perte d'une partie ou de la totalité du gland, comme j'en ai vu des exemples ; et si c'est chez un malade sujet à des retours fréquents d'inflammation balano-préputiale, c'est toujours un service lui rendre que d'y mettre fin par cette opération.

DEUXIÈME PARTIE

DE LA BLENNORRHAGIE CHEZ LA FEMME.

La blennorrhagie de la femme a été décrite par tous les syphilographes ; ils comprennent sous ce nom la vaginite, la métrite, l'uréthrite.

La première de ces trois inflammations, la vaginite, est celle que l'on oppose vulgairement à la blennorrhagie de l'homme. Ainsi donc, tandis que chez celui-ci tout se passe presque exclusivement dans l'urèthre, chez la femme, au contraire, c'est le vagin qui est le point d'où rayonnent toutes les autres lésions.

Bien que, dans les deux sexes, les organes génitaux soient très dissemblables, au point de vue où nous nous plaçons, on peut parfaitement les rapprocher sans forcer l'analogie. Les replis cutanés muqueux placés à l'entrée du vagin, et constituant les grandes et petites lèvres, ont pathologiquement une notable ressemblance avec le repli muco-cutané qui forme le prépuce ; tous deux, en effet, peuvent s'enflammer isolément sans que les autres parties des organes génito-urinaires participent le

moins du monde de leur état morbide, et donner naissance à une maladie ayant chacune un nom particulier,
la balano-posthite chez l'homme, la vulvite chez la
femme.

Derrière ces replis fixés là comme pour protéger
l'entrée d'organes importants, se trouvent, chez la
femme le vagin, et chez l'homme l'urèthre, dont l'inflammation constitue la vraie blennorrhagie des deux sexes.

Jusque-là tout se compare assez bien ; mais en pous-
sant plus loin l'analogie, on voit que la ressemblance est
moins frappante, car c'est imparfaitement que l'on peut
rapprocher l'utérus de la vessie de l'homme, les trompes
des uretères, et les ovaires des reins : ils se ressemblent
seulement par la rareté de leur participation à la maladie
principale, la blennorrhagie. Ainsi l'ovarite est un accident presque aussi rare que la néphrite chez l'homme, et
la métrite n'est guère plus fréquente que la cystite de ce
dernier.

Un point de comparaison plus exacte peut s'établir
entre les glandes qui sont sur le trajet des conduits
vaginal et uréthral, dont nous cherchons à faire le
parallèle. Elles sont en effet placées à une extrémité de
chacun de ces conduits et spécialement chargées de les
lubrifier. Ce sont la prostate et les glandes de Cowper,
d'un côté; la glande de Bartholin et les nombreux
cryptes qui s'ouvrent à l'entrée du vagin, de l'autre.
Une particularité cependant les différencie, c'est leur

situation : les premières étant à l'extrémité profonde de l'urèthre, tandis que les autres occupent le voisinage de l'anneau vulvaire. Mais cette disposition était nécessaire : leur principal usage étant de faciliter le glissement des corps liquides ou solides qui parcourent ces conduits, il est naturel que la prostate et les glandes de Cowper soient au-devant de la vessie, pour aider au passage de l'urine et du sperme à travers l'urèthre, tandis que la glande de Bartholin est très bien à sa place à l'entrée du vagin, puisque l'organe copulateur pénètre dans celui-ci d'avant en arrière.

L'urèthre de la femme, dont je n'ai pas encore parlé ici, et qui ne paraît rentrer dans l'histoire de la blennorrhagie qu'à titre de complication de la vaginite, se rapproche cependant de celui de l'homme, au point de vue pathogénique, parce que, comme vous le verrez, c'est exclusivement sous l'influence de l'inflammation de l'urèthre de la femme comme de celui de l'homme que se développent toutes les complications de la blennorrhagie.

Quoi qu'il en soit de ces comparaisons, nous trouvons à étudier chez la femme la vulvite, la vaginite, la métrite et l'uréthrite. Toutes ces affections peuvent exister ensemble ou isolément, et aujourd'hui leur histoire est assez facile à faire. Il n'en était pas de même avant l'emploi du spéculum ; aussi les anciens, qui ne connaissaient pas cet instrument et qui se contentaient, pour

poser le diagnostic, d'entr'ouvrir les grandes et les petites
lèvres, ont dû, faute d'un examen complet, mettre sur
le compte de la blennorrhagie bien des accidents qui s'en
éloignaient totalement. Je ne peux pas vous en citer une
meilleure preuve, qu'en vous rappelant l'observation de
Vigarous, dans laquelle six jeunes gens, ayant eu commerce avec la même femme, gagnèrent chacun un mal
différent. Aussi Récamier a-t-il rendu un véritable
service en exhumant de l'arsenal chirurgical le spéculum oublié depuis longtemps, et c'est grâce à l'emploi
de celui-ci sur une grande échelle que M. Ricord a
rendu le diagnostic des maladies vénériennes plus
certain.

VULVITE.

La vulvite est la plus externe des inflammations que
nous venons d'énumérer ; elle occupe toutes les parties
constituantes de la vulve, mais elle peut attaquer
celles-ci isolément : ainsi on la voit quelquefois bornée
à la face interne des grandes lèvres ou aux petites lèvres,
ou bien encore au clitoris, comme on le rencontre
souvent chez les jeunes filles adonnées à la masturbation.

Quel que soit son siége ou son étendue, elle peut être
superficielle et ne constituer qu'une rougeur érythéma-
teuse, ou bien profonde, c'est-à-dire envahir les folli-

cules, le tissu cellulaire et la glande vulvo-vaginale de Bartholin.

Les symptômes varient nécessairement d'intensité suivant ces lésions. La muqueuse est rouge, tendue, et présente quelquefois de légères érosions, comme on en voit dans la balano-posthite, et qu'il faut avoir soin de ne pas prendre pour des chancres. La malade sent du prurit, de la chaleur et parfois des douleurs très vives ; au début, et quand il n'y a que de la démangeaison, elle est souvent en proie à des désirs vénériens exagérés qui augmentent la congestion des parties et favorisent ainsi l'inflammation ; la marche est pénible et la miction très douloureuse, sans que l'urèthre soit atteint, parce que l'urine touche, en passant, des parties enflammées très sensibles. Cette cuisson en urinant n'est donc pas forcément liée à une uréthrite ; il faut bien se le rappeler.

L'écoulement, d'abord séreux, devient rapidement séro-purulent, jaune verdâtre et parfois sanguinolent. Il est quelquefois si âcre, qu'il détermine des rougeurs et des excoriations sur les parties environnantes ; le ventre, les cuisses, sont comme pris d'érysipèle, et c'est surtout dans ces cas-là que les femmes répandent une odeur insupportable, qui, en général, cède facilement à quelques soins de propreté, bains et lotions.

Voilà comment se comporte l'inflammation de la vulve ordinairement, mais quelquefois elle est beaucoup plus intense. Les petites lèvres sont très œdématiées,

d'un rouge foncé et comme étranglées à leur base, état
que l'on peut comparer au paraphimosis de l'homme.
Les follicules, qui s'ouvrent dans les replis de la vulve,
s'ulcèrent à leur pourtour, et forment autant de petites
surfaces sécrétantes ; enfin la glande de Bartholin, s'enflammant, donne naissance à une tumeur facilement
appréciable au toucher : elle offre le volume d'une petite
noix, située immédiatement derrière l'anneau vulvaire ;
on la voit assez souvent se terminer par suppuration, et
l'abcès qui en résulte est le point de départ de fistules
assez difficiles à guérir.

Quelquefois la glande de Bartholin s'enflamme même
à la suite d'une vulvite légère.

CAUSES. — Parmi les causes de la vulvite, nous trouvons le contact des irritants tels que le pus blennorrhagique ou chancreux, tous les frottements avec des corps
étrangers, la masturbation et le coït disproportionné,
comme on l'observe assez souvent chez les petites filles
violées. Il est cependant, chez les petites filles, des vulvites tout à fait semblables à ces dernières et qui ne sont
pas dues à des violences ; le médecin légiste doit surtout
les connaître : elles se développent sous l'influence de
l'évolution dentaire ou à l'occasion de vers qui causent
des démangeaisons et forcent les enfants à se gratter.

Le diagnostic est en général facile, mais vous aurez
soin de ne pas oublier cette dernière variété due à une

cause interne, et qui, indépendamment de la présence des vers et de l'éruption des dents, se développe aussi sous l'influence d'un état général grave.

On a confondu avec la vulvite le chancre mou, quand il est accompagné d'une grande inflammation; c'est qu'en effet, dans ces cas-là, le chancre peut même amener une véritable vulvite qu'il est impossible de distinguer de la vulvite primitive. Le chancre induré lui-même peut en imposer, car au lieu d'être bien limité, il est souvent épaté, étalé et accompagné d'un gonflement œdémateux des grandes et petites lèvres, simulant une inflammation légère. Dans des circonstances semblables, pour établir le diagnostic, il faudra donc faire un examen très attentif des replis de la vulve et explorer les aines avec beaucoup de soin. Dans la vulvite simple, les aines seront peu ou pas douloureuses; s'il y a un chancre mou, le retentissement ganglionnaire sera mono-ganglionnaire, très intense, et pourra s'abcéder et s'inoculer; le chancre induré s'accompagnera, lui, d'une adénite multiple indolente.

La vulvite, que nous venons d'étudier, n'est pas toujours bornée à la vulve; elle s'étend quelquefois dans le vagin, et l'on a alors une vulvo-vaginite; d'autres fois, elle est consécutive à la vaginite. Les malades expliquent très bien cette marche.

VAGINITE.

La vaginite se reconnaît surtout par le spéculum, ce qui n'est pas toujours chose facile, car l'introduction en est excessivement douloureuse dans ces parties gonflées ; mais supposez que vous puissiez l'introduire à plusieurs reprises, vous assisterez alors à la marche progressive de la maladie : vous verrez l'inflammation, bornée d'abord à l'orifice vulvo-vaginal, gagner le milieu du vagin, et en dernier lieu, sa partie la plus profonde. Vous trouverez les culs-de-sac très rouges, et au milieu le col parfaitement sain.

L'inflammation pourra donc rester limitée au vagin, et cela pendant toute la durée de la maladie. Mais d'autres fois elle passe au col, qui rougit, s'érode et s'entr'ouvre.

La vaginite aiguë, qu'elle soit venue d'emblée ou à la suite de la vulvite, est en général moins douloureuse que celle-ci ; il y a moins d'ardeur, moins de prurit ; les douleurs sont plus profondes ; il y a de la pesanteur dans le ventre et des tiraillements dans les aines. Le spéculum et le doigt sont presque impossibles à introduire, tant le contact d'un corps étranger quelconque réveille de souffrances.

L'écoulement, d'abord séreux, séro-sanguinolent, surtout quand on a fait des tentatives avec le spéculum, passe rapidement au jaune verdâtre, de sorte qu'il ressemble complétement à celui de la blennorrhagie de l'homme. Il est quelquefois tellement abondant, que les vêtements des femmes en sont tout imprégnés. En essuyant la muqueuse qu'il souille, on trouve parfois des granulations, mais cette vaginite granuleuse n'est pas très fréquente. M. Deville, d'après les observations recueillies pendant son internat, l'a spécifiée aux femmes enceintes ; il est vrai qu'elle est plus commune chez ces dernières que chez les autres ; mais ce n'est pas une règle générale. Ces granulations occupent toutes les parois du vagin, et on les aperçoit très bien entre les valves du spéculum. Je crois que chez les femmes chez qui on les trouve, elles préexistaient à l'inflammation, car on les voit si tôt après le début de la maladie, qu'il semble qu'elles n'auraient pas eu le temps de se former si elles n'eussent existé auparavant ; seulement elles ont été exagérées par l'inflammation ; du reste ces granulations ne sont véritablement pas une complication, les vaginites qui les présentent guérissant aussi vite que les autres.

Que l'inflammation reste catarrhale ou devienne granulée, elle peut arriver au col ; celui-ci alors rougit, se tuméfie à son tour ; ses lèvres s'entr'ouvrent, se renversent et laissent passer un liquide séreux, puis purulent. Cet état du col est quelquefois très douloureux, si la matrice est en antéversion ; car, dans ces conditions, le col presse en arrière sur la cloison recto-vaginale et entretient par ce frottement une irritation permanente ; quand il y a rétroversion, au contraire, les souffrances sont moindres, les frottements du col étant eux-mêmes moins considérables. Ce sont ces positions diverses de la matrice qui rendent compte de la différence des douleurs chez des femmes atteintes cependant d'une même inflammation.

A mesure que le col se prend, que ses lèvres se gonflent et rougissent, le vagin en avant au contraire pâlit et se guérit, de sorte qu'il arrive un moment où le col est très enflammé et le vagin complétement sain. C'est ce qui me faisait dire tout à l'heure que, dans la vaginite, l'inflammation commençait par l'anneau vulvaire et allait mourir dans le col.

Le col phlogosé peut présenter au toucher seulement une surface tomenteuse, ce qui est dû à un léger œdème sous-muqueux ; mais dans bien des cas, il y a des granulations qui sont beaucoup plus communes ici que dans le vagin, et il est même rare que quand l'inflammation arrive ainsi de proche en proche jusqu'au col, la muqueuse de celui-ci ne s'excorie pas un peu et ne présente pas quelques ulcérations. Ces granulations et ces ulcérations sont le siége d'un écoulement assez abondant, et comme on voit souvent en même temps un écoulement tout à fait semblable venir du col, il est très probable que ces granulations et ces ulcérations envahissent sa cavité et peut-être même l'utérus. M. Gosselin dit que l'ulcération granuleuse de la surface du col est entretenue par l'inflammation qui est dans son intérieur.

Je ne le crois pas; je pense au contraire que c'est l'ulcération de la surface du col qui a pénétré dans son intérieur. En effet, quand on voit la cautérisation au nitrate d'argent guérir les ulcérations répandues sur toute la surface du col sans que celles de la cavité du col soient modifiées, il est bien certain que ces dernières sont seulement consécutives aux premières, puisque si le contraire avait lieu, les granulations du corps, n'étant pas encore guéries, viendraient de nouveau se répandre sur le col, et l'on ne concevrait pas même pourquoi elles n'envahiraient pas tout le vagin. Or, je le répète, on peut très bien guérir par le caustique l'état tomenteux ou ulcéreux du col, sans que les granulations de l'intérieur du col, leur prétendu point de départ, soient modifiées. La cause persistant, l'effet devrait se produire, or ce n'est pas.

L'opinion de M. Gosselin me paraît donc erronée; la marche de la maladie est bien réellement ascendante, puisque, au moyen du spéculum ou par l'ensemble seul des symptômes de la vulve et du vagin, nous voyons l'inflammation gagner progressivement l'utérus.

L'inflammation du corps de l'utérus, qui suit immédiatement celle de la cavité du col, peut être superficielle ou profonde, c'est-à-dire envahir seulement la muqueuse et être simplement catarrhale ou bien gagner le parenchyme utérin. Cette dernière forme est excessivement rare, et habituellement tout se passe dans la muqueuse ; aussi les symptômes sont-ils plus légers.

Ce serait sortir de mon sujet que de vous faire l'histoire complète de la métrite, je vous renvoie pour cela à vos livres classiques : je dirai seulement que vous devez la craindre, si les femmes éprouvent de la sensibilité dans le ventre, de la pesanteur, des tiraillements dans les reins et les aines, si elles présentent un peu de fièvre, avec quelques nausées et un état saburral peu prononcé. Dans ce cas, la pression par l'hypogastre est douloureuse et les malades souffrent également quand on pratique le toucher vaginal. On reconnaît de cette façon que les annexes de l'utérus sont sains et que le corps seul est engorgé et douloureux. Les symptômes cèdent rapidement, ou s'ils se prolongent, c'est plutôt sous la forme chronique, car la métrite parenchymateuse, suivie d'abcès, est une exception ici.

OVARITE.

Il y a une autre maladie, également consécutive à la blennorrhagie, qui s'observe plus fréquemment que la métrite aiguë intense, c'est l'ovarite.

On l'a comparée souvent à l'orchite, bien qu'il y ait entre elles de nombreuses différences, dont la principale est l'absence de continuité réelle du conduit qui de la matrice va à l'ovaire, tandis que, chez l'homme, de l'urèthre jusqu'au testicule existe un canal non interrompu.

Quel que soit le mécanisme de sa production, que l'inflammation passe de l'utérus par la trompe pour gagner l'ovaire, ou qu'elle aille directement à celui-ci par son ligament, il est hors de doute que cette maladie se rencontre assez souvent après des métrites, et le diagnostic n'en est pas toujours facile, les signes que l'on a donnés comme distinctifs pouvant se rapporter à plusieurs maladies.

Il existe, en effet, une douleur dans une des fosses iliaques, ordinairement dans une seule; mais d'abord pareille douleur peut se rencontrer avec une métrite, et ensuite les deux ovaires peuvent être pris, ce qui enlève une partie de la valeur à ce signe tiré de la localisation de la douleur.

M. Ricord enseigne un moyen d'établir le diagnostic. Quand, dit-il, on fait coucher la femme sur le côté malade, et que l'on fait fléchir la cuisse correspondante sur le bassin, comme il n'y a plus de tiraillement, la douleur cesse; si, au contraire, la malade repose sur le côté sain et si le membre inférieur correspondant est dans l'extension, la douleur augmente.

Ces caractères ne sont malheureusement pas pathognomoniques; on les rencontre également dans la métrite.

Cependant, si l'ovarite était bien isolée, c'est-à-dire, si, pendant que l'ovaire est enflammé, l'utérus était revenu entièrement à son état normal, on pourrait jusqu'à un certain point, au moyen du toucher, la distinguer de la métrite. Dans celle-ci, en effet, le toucher vaginal sera douloureux en même temps qu'il fera reconnaître que l'utérus est augmenté de volume; l'hypogastre sera sensible et il n'y aura rien dans les fosses iliaques. S'il y a ovarite, au contraire, la douleur sera très prononcée dans une des fosses iliaques et existera à peine à l'hypogastre. Le toucher vaginal lui-même indiquera que la matrice est saine, et s'il réveille de la douleur, ce ne sera qu'en déprimant très fortement un des culs-de-sac latéraux, correspondant à l'ovaire affecté. Mais il faut avouer que tous ces signes sont bien subtils et peuvent facilement induire en erreur.

L'inflammation du ligament large se confondra aussi assez souvent avec l'ovarite, d'autant plus que dans ces cas-là l'ovaire peut être englobé dans le phlegmon, de sorte que le signe de M. Ricord se rencontrera ici aussi bien que dans l'ovarite simple. Il n'est pas, en effet, toujours facile de sentir le corps rond et dur formé par l'ovaire, et c'est le seul signe cependant qui ait un peu de valeur. Il est important toutefois encore de tenir compte de la considération suivante : c'est qu'il est rare de voir se développer une inflammation du ligament large à la suite d'une vaginite; par conséquent, si dans le cours de celle-ci, il vient à se manifester une douleur dans une des fosses iliaques, vous vous rapprochez beaucoup de la vérité en supposant que le point de départ en est dans l'ovaire.

J'ai l'intime conviction d'avoir rencontré beaucoup d'ovarites, sans pouvoir l'affirmer ni le démontrer nettement ; le diagnostic doit donc être, dans tous les cas, très réservé, surtout quand on n'a pas pu sentir la tuméfaction de l'ovaire à travers les parois abdominales.

La terminaison la plus ordinaire de cette maladie est la résolution ; ce qu'il peut y avoir de fâcheux, c'est qu'il persiste, après la guérison, des adhérences qui deviendront une cause de stérilité, si elles occupent les deux ovaires à la fois. Ce résultat se rapprocherait donc des faits signalés chez l'homme par M. Gosselin.

La suppuration, bien qu'exceptionnelle, a été notée quelquefois ; j'ai vu une femme qui, à la suite d'une vaginite, souffrait horriblement dans le bas-ventre, et l'on sentait dans une des fosses iliaques une tuméfaction très notable. Elle fut prise de frisson et de tous les symptômes annonçant la formation du pus, et un matin on apprit qu'elle avait eu une garderobe purulente ; un soulagement très grand se manifesta, et la tuméfaction que je sentais dans la fosse iliaque disparut. Vidal a cité un cas d'ouverture dans l'utérus d'un abcès qu'il avait lieu de croire venir de l'ovaire ; malheureusement il n'y eut pas d'autopsie, et par conséquent ce fait manque de certitude.

Je ne pense pas que la péritonite existe comme complication de la vaginite ; on observe bien quelquefois de

légères douleurs dans le bas-ventre ; mais je ferai observer tout d'abord que ces douleurs peuvent être attri-
buées à toute autre inflammation qu'à celle de la séreuse ;
or, on sait aussi combien sont obscures les causes des
inflammations du petit bassin. Le cas si souvent cité de
M. Mercier, le seul qui existe dans la science, me paraît
donc très douteux. Il s'agit d'une jeune fille atteinte de
vaginite, et qui mourut d'une fièvre typhoïde. On trouva,
à l'autopsie, du pus dans le petit bassin. M. Mercier et
d'autres ont rattaché cet épanchement purulent à une
péritonite blennorrhagique, parce qu'il était limité au
petit bassin. Pour moi, je pense qu'il est plus rationnel
de l'attribuer à la fièvre typhoïde.

URÉTHRITE.

L'uréthrite est la plus rare de toutes les inflammations
blennorrhagiques de la femme.

Elle peut exister seule et résulter du contact direct
sur le méat urinaire du pus blennorrhagique venant de
l'homme, ou bien être de même date qu'une vaginite ou
une vulvite, ou bien encore être consécutive à celles-ci.
Ce dernier cas est le plus commun, et cela se conçoit
aisément ; le contact des parties pendant le coït ayant
lieu presque uniquement entre le vagin et le pénis, les
chances de contagion sont plus nombreuses pour le vagin

que pour l'urèthre, qui reste en dehors et pour ainsi dire
à l'abri.

L'uréthrite accompagne quelquefois aussi une vaginite
chronique.

Et tout d'abord, messieurs, une chose que vous ne
devez jamais oublier, c'est que l'uréthrite de la femme
indique toujours une contagion ; c'est un fait d'observation, dont vous pouvez être sûrs. Il n'en est pas de
même de la vulvite ou de la vaginite, dont il vous est
impossible d'accuser la cause. La coïncidence de l'uréthrite avec la vaginite vous sera donc d'un grand secours
pour déterminer la nature de celle-ci. Telle est mon
opinion sur l'uréthrite de la femme ; elle me paraît d'autant plus exacte que, dans une vaginite traumatique,
vous ne voyez jamais l'urèthre se prendre. M. Ricord
est, du reste, aussi absolu que moi là-dessus ; et si vous
vouliez une autre preuve, sachez que l'évolution dentaire et d'autres états généraux qui, chez les petites filles,
provoquent des vulvites et des vaginites, ne déterminent
jamais d'uréthrite. Vous voyez bien que la contagion est
absolument nécessaire au développement de celle-ci.

Le diagnostic de l'uréthrite est de la plus grande
simplicité. La malade éprouve des titillations à l'entrée
de la vulve, puis bientôt des douleurs vives ; mais le
caractère le plus important, c'est que ces douleurs se
manifestent pendant la miction, et surtout à la fin comme
chez l'homme ; si le canal urinaire est envahi jusqu'à la

vessie, il y a du ténesme absolument comme chez celui-ci, de là des envies fréquentes d'uriner qui tourmentent les malades.

Les douleurs pendant la miction existent encore, si avec une sonde incomplétement entrée dans le canal, on empêche l'urine de toucher la vulve, car il reste encore derrière la sonde une partie de la muqueuse enflammée que l'urine irrite en passant, et c'est une façon de distinguer la douleur en urinant qui se manifeste parfois dans la vulvite sans que l'urèthre soit enflammé.

L'écoulement, d'abord blanchâtre, offre bientôt toutes les nuances signalées dans la vaginite. Comme dans celle-ci, il est parfois sanguinolent; mais, pour bien voir d'où il part, il faut essuyer la vulve, et au moyen d'une pression légère, exercée d'arrière en avant par le vagin, on fait sortir par le méat quelques gouttes de pus. Ainsi donc, douleur en urinant et écoulement par le méat, voilà les deux signes diagnostiques de l'uréthrite dont la marche, du reste, n'offre rien de particulier à noter.

Tant que les affections blennorrhagiques qui concernent la femme, et que j'ai décrites, sont aiguës, le diagnostic en est facile, mais aussitôt qu'elles revêtent la forme chronique, tout devient obscur. Les flueurs blanches, si fréquentes chez les femmes, s'en rapprochent alors singulièrement, et c'est en vain que l'on a fait des efforts pour les distinguer. Vous serez souvent consultés par de jeunes couples, le plus ordinairement illégitimes, qui viendront vous demander d'être arbitres entre eux. Le jeune homme a, je suppose, une blennorrhagie, et sa maîtresse un écoulement blanchâtre non douloureux : celle-ci soutient qu'elle n'a que des flueurs blanches, et que si son amant a quelque chose, c'est qu'il l'a gagné ailleurs; lui, il accuse sa maîtresse de l'avoir rendu malade, et affirme n'avoir pas vu d'autre femme.

Que répondrez-vous à cette accusation réciproque? Pourrez-vous affirmer à cet amant alarmé que sa maîtresse lui a été fidèle, et que ce qu'elle présente aujourd'hui n'a pas été du tout vénérien au début? Non, la chose vous sera impossible, car vous n'aurez pas le moindre moyen de contrôle : l'alcalinité ou l'acidité des humeurs du vagin ou de l'urèthre, invoquée pour dissiper les doutes, n'a pas la plus petite valeur, et, quant au *Trichomonas vaginalis*, trouvé par M. Donné, son règne est également passé. En hommes sages et sérieux, vous resterez dans le doute, et, pour vos malades, dans ces cas-là, le mieux à faire est de les rassurer sur leur mutuelle fidélité.

D'une manière générale, le pronostic de toutes ces affections de la femme est peu grave ; il n'y a que leurs complications qui soient fâcheuses, et encore le sont-elles moins que chez l'homme. Ce qu'il faut surtout craindre ici, c'est l'état chronique ; car, une fois passées à cet état, elles sont d'une difficulté inouïe à guérir. On voit, en effet, des femmes qui ont eu des blennorrhagies, conserver des flueurs blanches des années entières et alors qu'elles n'en avaient jamais eu. C'est pour elles un grand tourment, car elles ne se croient pas guéries de la maladie qui leur a laissé cette incommodité. Aussi, si vous donnez des soins à une femme atteinte de vaginite et qui n'ait pas eu encore de leucorrhée, il est prudent de la prévenir de la possibilité de cette terminaison.

TRAITEMENT DES AFFECTIONS BLENNORRHAGIQUES
CHEZ LA FEMME.

J'ai réuni à dessein, messieurs, dans un seul chapitre, le traitement de toutes les maladies blennorrhagiques de la femme que nous venons d'étudier. De cette façon, j'évite des redites qui eussent été indispensables, et j'espère en même temps mieux vous faire sentir les particularités que chacune d'elles réclame dans son traitement.

La vulvite, la première dont nous avons fait l'histoire, est la plus facile à guérir. Étant due très souvent à la malpropreté des malades, les bains et les lotions simples en feront rapidement justice, surtout si, après chaque lotion, on a la précaution d'enduire les parties d'un corps gras, qui, tout en assouplissant les tissus, empêche aussi le contact irritant des humeurs.

La vulvite des petites filles ne résistera pas non plus à ces soins de propreté, mais il sera bon, dans certains cas, pour en prévenir le retour, de faire usage des toniques à l'intérieur, cette irritation des parties génitales externes reconnaissant souvent pour cause la faiblesse de constitution des enfants.

Pour les vulvites contagieuses, les mêmes précautions seront utiles, mais généralement des moyens plus énergiques devront être ajoutés. Je ne veux pas parler du traitement abortif que j'ai essayé ici comme dans la vaginite et sans plus de succès; j'y reviendrai tout à l'heure.

Quand l'inflammation est très aiguë, vous n'aurez qu'une chose à faire, employer les antiphlogistiques, les lotions émollientes et calmantes, les bains entiers prolongés; je préfère ces derniers aux bains locaux, qui ont l'inconvénient de congestionner le bassin. Après les lotions, essuyez bien doucement les surfaces et isolez-les en les recouvrant d'un corps gras, tout simplement comme je vous l'ai dit, ou en interposant entre elles un petit linge fin enduit de cérat; engagez ensuite les malades à marcher le moins possible, pour éviter les frottements qui entretiennent l'irritation. Si l'inflammation était par trop intense, quelques sangsues aux aines pourraient la modérer; mais, à moins d'indications précises, soyez-en toujours sobres, car les nombreux replis de la vulve cachent souvent des chancres aux regards les plus exercés, et vous devez craindre l'inoculation des piqûres. Si les émissions sanguines étaient absolument nécessaires, une saignée générale serait donc préférable.

La douleur une fois calmée et l'écoulement un peu modifié, vous passerez aux résolutifs locaux, tels que les lotions avec une dissolution d'alun (10 grammes pour 500), ou de nitrate d'argent (2 grammes pour 500). Vous serez en droit, en un mot, de faire usage de tous les astringents. Ce sera aussi le moment d'employer les irrigations d'eau froide, qui ont souvent de très bons effets.

Si la vulvite se complique de l'inflammation des follicules, et si l'orifice de ceux-ci est ulcéré, il sera nécessaire de les toucher directement avec le crayon de nitrate d'argent, et surtout de ne pas laisser séjourner le pus à leur surface.

Si la glande de Bartholin s'enflamme et s'abcède, il faudra ouvrir de bonne heure le foyer, pour éviter que l'inflammation ne se propage au delà ; on a vu, en effet, quelquefois le pus fuser vers le rectum et amener des fistules recto-vaginales d'une difficulté insurmontable à guérir.

La glande vulvo-vaginale n'est pas la seule partie des organes génitaux externes qui puisse se convertir en foyer purulent; il se développe également des abcès dans l'épaisseur des grandes lèvres; et ceux-ci, comme ceux de la glande de Bartholin, devront être rapidement ouverts. J'ai l'habitude de donner issue au pus du côté de la muqueuse, parce que l'écoulement m'en paraît plus facile de ce côté-là; et, de cette façon, j'évite des stigmates que les femmes redoutent toujours, dans cette région surtout. Vidal conseillait d'ouvrir l'abcès par la peau, pour se mettre à l'abri de l'inoculation. Mais je ferai remarquer que la face interne et la face externe des grandes lèvres ne sont pas tellement éloignées l'une de l'autre que l'on soit encore bien sûr, par ce procédé, d'empêcher le pus contagieux de venir souiller la plaie faite par la lancette ou le bistouri.

Voilà, messieurs, ce que j'avais à vous dire du traitement de la vulvite.

La méthode abortive a surtout été employée contre la vaginite; et, avant de vous apprendre comment j'entends le traitement de celle-ci, il est bon que vous sachiez ce que je pense de la méthode abortive en général et dans le cas qui nous occupe en particulier.

Dans un mémoire publié en avril 1845 (*Du traitement abortif de l'uréthrite chez la femme*), je disais : « Suivant moi, les injections abortives n'ont de puissance qu'à la condition de désorganiser la partie la plus superficielle de la muqueuse, et si elles ne sont faites qu'à doses irritantes, non-seulement elles sont complétement inutiles au point de vue du traitement abortif, mais même elles sont très nuisibles employées concurremment avec des médicaments internes auxquels elles font perdre alors toute chance de réussite. »

Je résumais ma pensée sur le traitement abortif appliqué à l'uréthrite de l'homme de la façon suivante : « Employer une solution suffisamment caustique, toucher exactement toute la surface malade, telles sont, en définitive, les deux conditions essentielles du traitement abortif...; et comme la seconde de ces conditions n'est rien moins que facile à déterminer, il est douteux que ce traitement jouisse jamais d'une grande vogue : pour mon compte, après quelques essais dont un petit nombre a été heureux, j'y ai renoncé à peu près complétement. »

Je voulus voir si le mode de traitement préconisé par M. Debeney pouvait s'employer avec avantage contre certains écoulements de la femme, et comme à l'époque où parut le mémoire de ce dernier, j'avais un service à l'hôpital de Lourcine, je me livrai à quelques expériences. Je fis faire aux quatre premières femmes qui se présentèrent dans mes salles avec une vaginite aiguë, des injections de nitrate d'argent à la dose de 60 centigrammes pour 30 grammes d'eau. Trois de ces malades n'éprouvèrent rien à la suite de l'injection, la quatrième accusa un peu de chaleur durant deux ou trois heures. Trois jours de suite on répéta ces injections; mais, au lieu de calmer l'écoulement, il semblait au contraire s'accroître sous leur influence. Je fis porter la dose du nitrate d'argent à un gramme : trois jours de suite encore je fis faire ces injections, et j'obtins une très légère escharification de la muqueuse. Pensant alors que l'effet que j'attendais devait être produit, je fis faire à mes malades, plusieurs fois par jour, des injections d'eau froide, et j'attendis; mais, au bout de cinq ou six jours, chez toutes les quatre, j'avais un écoulement deux fois plus considérable qu'à leur entrée, et chez la seule que je pus examiner au spéculum, la muqueuse vaginale était très rouge, très injectée et saignante. Je dus m'abstenir de tout examen profond chez les trois autres, à cause de la douleur vive qu'elles accusaient.

Je soupçonnai alors que quelque pli de la muqueuse, ayant échappé à l'action du caustique, avait été le point de départ d'une nouvelle inflammation, ou, pour mieux dire, la cause du retour de la première, modifiée dans une certaine étendue seulement, et je résolus d'éviter cet inconvénient par un autre moyen.

Chez trois autres femmes également atteintes de vaginite aiguë, j'introduisis le spéculum bivalve; puis avec un pinceau de charpie je touchai le plus exactement possible toute la surface vaginale avec une dissolution de 4 grammes de nitrate d'argent pour 30 grammes d'eau. Deux de ces malades souffrirent beaucoup dans la partie et dans le bas-ventre; l'autre ne se plaignit que d'élancements très vifs après avoir uriné; celle-ci vit un peu de sang sur son linge ; toutes trois n'eurent pas de fièvre. Pendant trois jours l'écoulement disparut, il revint très abondant et très épais le quatrième jour chez deux d'entre elles, et le cinquième seulement chez l'autre.

Huit jours plus tard je fis la même opération sur deux de ces malades seulement, la troisième n'ayant pas voulu s'y soumettre de nouveau. Cette fois l'écoulement reparut dès le surlendemain, et il s'accompagna d'un peu de sang. Les phénomènes inflammatoires furent aussi cette fois beaucoup plus intenses.

Bien que ces trois observations aient trompé l'espoir que j'avais eu de juguler la vaginite aiguë au moyen de la solution caustique de nitrate d'argent, je voulus néanmoins essayer encore un moyen plus énergique, et voici ce que je fis. Deux malades se présentèrent à l'hôpital, ayant chacune une vaginite aiguë qui me paraissait de date récente. Le vagin seul était pris, et il n'y avait absolument rien ni à l'urèthre, ni sur le col de la matrice. Chez toutes deux je promenai sur toute la surface vaginale le crayon de pierre infernale, ayant soin de toucher tout ce qui était le siége de la phlegmasie. Quelques heures après, mes deux malades éprouvaient des douleurs vives dans la partie. Chez l'une, elles furent assez bien calmées par des irrigations d'eau froide ; l'autre eut un accès de fièvre assez violent. J'obtins encore ici une suppression de l'écoulement pendant deux jours, mais il revint ensuite très abondant et sanguinolent. Dix

jours plus tard je recommençai la cautérisation par le
même moyen, mais sans plus de succès, et en détermi-
nant des douleurs beaucoup plus fortes, et chez les deux
malades de l'écoulement de sang.

Je voulus voir si des injections de nitrate d'argent à
doses modérées ne seraient pas utiles après ces cautérisations pour entretenir une certaine modification de la
muqueuse ; une des dernières malades y fut soumise,
elle fit pendant huit jours, matin et soir, une injection
à 40 centigrammes, et chaque jour elle diminuait de
5 centigrammes. Je m'assurai que ces injections étaient
faites exactement ; mais elles ne produisirent aucun bon
effet local, et même elles entretinrent cette femme dans
un état d'excitation générale qu'avaient développée, je
crois, mes cautérisations.

J'ai dès lors entièrement renoncé au traitement abortif
de la vaginite.

Je conseille donc, comme pour la vulvite, les émollients dans la période aiguë : bains généraux, injections
adoucissantes, répétées souvent ; cataplasmes de farine
de graine de lin sur le ventre; repos absolu, si la chose
est possible ; lavements émollients et laudanisés; et les
émissions sanguines en dernier lieu.

Je rejette complétement les cataplasmes introduits dans
le vagin ; c'est un moyen désagréable, pénible à appliquer, et qui, au lieu de calmer, irrite encore davantage
les parties. Quant aux injections avec l'urine chargée des

principes du copahu ou du cubèbe, essayées par M. Hardy
et dont je vous ai parlé au commencement de ces leçons,
elles inspirent trop de répugnance aux malades pour
qu'elles soient jamais d'un usage bien pratique.

Bornez-vous donc aux antiphlogistiques les plus simples, et une fois l'inflammation passée, vous vous adres-
serez franchement aux astringents. La formule que
j'employais pour mes injections astringentes à l'hôpital
de Lourcine était la suivante :

Alun . . . .   10 à 20 grammes.
Eau. . . . .   500 grammes.

Si l'alun ne vous réussit pas, vous avez à votre disposition toutes les substances astringentes dont je vous
ai parlé à propos du traitement de la blennorrhagie de
l'homme.

Un moyen très bon et qui ira concurremment avec
les astringents, c'est le tamponnement, facilement praticable, maintenant que l'état aigu est dissipé. Faites
avec du coton, de la charpie ou une éponge, un tampon
de la grosseur d'une petite pomme, et introduisez-le dans
le vagin, sec ou imbibé d'un liquide résolutif, en ayant
soin de le maintenir fixé par un fil pendant au dehors de
la vulve et qui permette de le retirer quand on veut.
De cette façon vous empêchez les deux parois du vagin
d'être en contact et de s'irriter mutuellement. Un pareil
pansement pratiqué tous les jours est un excellent

adjuvant des injections astringentes et concourt puissamment à la guérison.

Lorsque la vaginite s'est réfugiée sur le col de l'utérus, les mêmes moyens devront être employés; mais bientôt, à moins d'une inflammation très violente, il faut agir directement. Ainsi, dans l'état œdémateux que je vous ai signalé, on se trouve très bien de la poudre d'alun projetée sur toute la surface du col et souvent renouvelée. Si cela ne suffit pas, il faudra recourir aux attouchements avec une solution concentrée de nitrate d'argent, non plus en injections, mais portée sur l'organe avec un pinceau ou un plumasseau de charpie.

Le col est-il granuleux, exulcéré, c'est encore à cette cautérisation liquide qu'il faut avoir recours. Quand les granulations ne sont pas très développées, quand l'exulcération est superficielle, la solution caustique suffit presque toujours. Mais lorsque les ulcérations sont plus profondes, que le col a augmenté de volume, c'est une cautérisation plus énergique qu'il convient d'employer : le crayon de nitrate d'argent, les acides nitrique, chlorhydrique, le nitrate acide de mercure. Chez certaines femmes lymphatiques dont les ulcérations prennent un aspect diphthéritique, une couleur grisâtre, je me suis bien trouvé de l'application constante ou seulement temporaire, mais souvent renouvelée, de la teinture d'iode pure et même de la teinture caustique. Le fer rouge, appliqué au traitement des engorgements et des ulcéra-

tions chroniques du col, par suite de blennorrhagie, rend
de grands services; mais il faut dire que c'est un moyen
dont on a singulièrement abusé et dont pourtant il convient d'être sobre.

Quand l'intérieur du col participe à la maladie de la
surface vaginale, la même médication lui est applicable.
J'y ai souvent porté sans inconvénient une cautérisation
très énergique.

Ici, messieurs, je dois vous mettre en garde contre
un écueil trop fréquent dans le traitement des affections
du col de l'utérus; je veux parler de l'abus qui se fait
des cautérisations. Je ne doute pas que beaucoup d'états
d'irritation, de phlogose du col, ne soient entretenus par
cette cause. Aussi lorsque vous aurez fait quelques cautérisations, sachez attendre, avant d'y revenir, quel
résultat auront eu les premières, et pour peu qu'il y ait
amélioration, suspendez-les, et souvent la guérison ne
tardera pas.

La métrite chronique du corps de l'utérus qui suit
quelquefois la vaginite est très tenace et fait souvent le
désespoir des malades, d'autant plus qu'on ne peut guère
compter sur les moyens directs à lui opposer; on a bien
conseillé les injections intra-utérines de toutes sortes,
mais j'ai été témoin d'accidents tellement graves après
leur emploi, que je ne conseillerai jamais d'y avoir
recours, et que je compte toujours plus sur la médication générale pour amener la guérison.

Comme la métrite du corps, l'ovarite blennorrhagique, accident presque toujours peu grave et dont je ne connais pas une seule observation fatale, même dans le cas de fonte purulente, cédera au repos, aux antiphlogistiques et aux résolutifs de toute nature.

Quant à l'uréthrite, dont il me reste à vous parler, le traitement abortif, inapplicable à la vaginite, peut lui être très rationnellement opposé. Je disais dans le mémoire que je vous ai déjà cité : « Je reste convaincu que la non-réussite de ces médications (injections abortives dans les vaginites) tient à ce qu'on laisse toujours intacte une partie tant soit peu étendue de la surface muqueuse enflammée, même en prenant les plus grandes précautions. Ce qui me donne cette conviction, c'est que, quand j'ai eu affaire à une inflammation limitée et circonscrite, j'ai obtenu des succès incontestables. »

Et en effet toutes les parois de l'urèthre de la femme pouvant être sûrement touchées par un caustique énergique, on conçoit que le traitement abortif réussisse à arrêter son inflammation. Mais pour être bien sûr que la cautérisation porte sur toute la muqueuse, je commence par promener le doigt introduit dans le vagin sur toute la longueur de l'urèthre, afin de bien exprimer le muco-pus qu'il contient; puis j'introduis le crayon de nitrate d'argent, ayant soin de le choisir assez gros pour qu'il puisse bien distendre la membrane muqueuse, et effacer ses plis naturels, et je le promène lentement dans toute l'étendue du canal en le lui faisant parcourir deux ou trois fois. Cette cautérisation détermine souvent de très violentes douleurs qui durent de douze à vingt-quatre heures; mais, chose remarquable et que je redoutais tout d'abord, quelle que soit l'irritation produite par le caustique, je n'ai jamais observé de rétention, même momentanée de l'urine. Si les malades, à la suite de cette opération, restent en général le plus longtemps possible sans satisfaire au besoin d'uriner, ce n'est pas parce qu'il y a impossibilité de leur part, mais seulement parce qu'elles redoutent la cuisson vive qui s'ensuivra.

Pour que la cautérisation produise l'effet qu'on en attend, il faut qu'il y ait escharification de toute l'étendue du canal, et je cherche toujours à la faire égale partout. Le troisième ou le quatrième jour après cette cautérisation, si l'on promène le doigt sur le trajet du canal d'arrière en avant, on fait sortir quelquefois tout d'une pièce une membrane grise qui se détache de ses parois; il n'est même pas rare qu'elle en présente la forme et l'étendue. En entr'ouvrant le plus largement possible le méat urinaire, on voit que la muqueuse uréthrale est d'un rouge plus vif que dans l'état sain, mais il n'est pas rare qu'à la chute de l'eschare il y ait déjà au-dessous d'elle une nouvelle sécrétion purulente. Je fais alors une seconde introduction du crayon, mais cette fois je passe plus rapidement; aussi l'escharification est-elle moins profonde.

Quelquefois deux cautérisations ont suffi pour supprimer tout écoulement, d'autres fois il a fallu y revenir à plusieurs reprises ; mais en général, quand on les fait à des intervalles très rapprochés et d'une manière un peu énergique, trois ou quatre au plus sont suffisantes.

Voici quelques observations qui fixeront mieux vos idées :

OBSERVATION Iᵉ. — Clémence J..., blanchisseuse, vingt-cinq ans, entrée à Lourcine, salle Saint-Bruno, le 9 septembre 1843. Cette malade, habituellement bien portante, bien réglée, a, depuis huit jours, un écoulement jaunâtre et éprouve de vives souffrances pendant et après l'émission des urines. Je constate ce jour-là même une uréthrite bien caractérisée ; elle prend un bain, et, pendant deux jours, elle fait des injections et des lotions émollientes. Le surlendemain, la pression exercée avec le doigt, d'arrière en avant, fait sortir de l'urèthre un muco-pus en assez grande abondance. Le vagin et le col de l'utérus sont parfaitement sains. J'introduis le crayon de nitrate d'argent dans le canal, et je l'y promène lentement pendant huit à dix secondes. Cette cautérisation détermina de vives douleurs, qui durèrent toute la journée et qui augmentaient pendant l'émission des urines. Deux jours après, l'eschare ne me paraissant pas bien formée, je fis une nouvelle cautérisation, et je la répétai une troisième fois le surlendemain ; les douleurs, après ces petites opérations, furent toujours très fortes ; cependant il n'y eut pas d'écoulement de sang.

Le 16, les règles parurent, et la malade ne fut plus examinée que le 20. Ce jour-là, je constate encore un peu d'écoulement par l'urèthre, et je pratique une nouvelle cautérisaticn sans que la malade accuse de grandes douleurs. Je prescris en même temps des bols composés de copahu et de cubèbe, 50 centigrammes de chaque, et elle en prend six par jour.

Le 22, il n'y a pas de traces de l'écoulement.

Le 25, l'urèthre, dégagé des eschares, paraît tout à fait sain ; il n'y a plus de douleur en urinant.

Le 27, nouvel examen qui fait voir que la guérison se maintient. La malade quitte l'hôpital.

Cette observation, messieurs, pourrait laisser quelques doutes dans votre esprit quant à l'efficacité réelle de la cautérisation dans le traitement de l'uréthrite, puisque j'ai employé concurremment les balsamiques ; mais en voici une seconde qui les dissipera, car dans celle-ci je me suis servi exclusivement du caustique.

OBSERVATION IIe. — Marie N...., quarante-cinq ans, marchande. Cette femme, d'une bonne santé habituelle, n'a jamais eu de maladies vénériennes. Elle entre à l'hôpital de Lourcine le 27 juillet, et il est facile de voir un écoulement de muco-pus provenant de l'urèthre et qu'on fait sourdre au méat urinaire par gouttes d'un blanc jaunâtre, en comprimant l'urèthre d'arrière en avant, à l'aide du doigt introduit dans le vagin. L'orifice du canal est rouge et tuméfié. La vulve, le vagin et le col de l'utérus sont entièrement sains. Il y a des douleurs vives en urinant, et le besoin d'uriner se fait sentir très souvent. La malade nous apprend alors qu'il y a une quinzaine de jours son mari contracta une blennorrhagie, et quelques jours après il eut des rapports avec elle, et c'est trois ou quatre jours après qu'elle a commencé à ressentir des douleurs vives dans l'urèthre quand elle urinait et qu'elle vit les premières taches sur son linge.

Le lendemain de son entrée à l'hôpital, je fais la première cautérisation du canal de l'urèthre au moyen du crayon caustique ; les douleurs qui s'ensuivent sont très violentes et persistent vingt-quatre heures, au bout desquelles les règles surviennent. Elles ne durent que deux jours, suivant l'habitude de la malade.

Le 1er août, nouvelle cautérisation encore suivie de douleurs assez grandes, quoiqu'un peu moins violentes que la première fois.

Le 3, on voit très bien l'eschare du canal ; elle est encore très adhérente, la pression ne la détache pas, il n'y a pas d'écoulement.

Le 5, l'eschare s'en va par lambeaux, il sort quelques gouttes de muco-pus ; nouvelle cautérisation.

Le 8, il n'y a plus d'écoulement, mais il y a toujours de l'ardeur au passage de l'urine. Je prescris des lotions alumineuses.

Le 14 et jours suivants, les douleurs se calment de plus en plus.

Le 23, la malade, parfaitement guérie, sort de l'hôpital. Revue quelque temps après par l'interne du service, elle assure que rien n'a reparu.

Ainsi donc, voilà deux observations d'uréthrite bien franche et bien isolée, et dans lesquelles le traitement par la cautérisation a eu des résultats immédiats. Je pourrais vous en citer d'autres, si elles ne me paraissaient pas suffisamment convaincantes. J'ajouterai seulement que dans des cas où l'urèthre était pris isolément, j'ai quelquefois conseillé à mes malades des injections ou des lotions astringentes de la vulve ou du vagin en même temps que j'appliquais le caustique. Je crois cette précaution indispensable, parce que l'inflammation de l'urèthre n'étant pas arrêtée immédiatement par la première cautérisation, a de la tendance à envahir le reste de la muqueuse génitale, et ces lotions peuvent suffire pour la maintenir dans ses premières limites.

Je n'ai pas tenté la méthode abortive par la cautérisation quand l'urèthre seul était malade, indépendamment des parties environnantes, je l'ai encore essayée quand l'inflammation de ce canal se joignait à des affections chroniques de la vulve, du vagin ou de l'utérus.

Observation IIIe. — Julie D..., vingt-deux ans, entrée à Lourcine le 11 novembre 1843. Cette malade a depuis trois mois un écoulement assez abondant qui ne la fait nullement souffrir, et avec lequel elle a continué impunément des rapports avec plusieurs hommes sans jamais les rendre malades; mais, depuis huit jours, son écoulement, sans augmenter beaucoup, a pris une teinte jaunâtre et elle a éprouvé des douleurs cuisantes en urinant. Elle dit que quelques jours avant l'apparition de ces douleurs, elle a eu commerce avec un individu affecté lui-même d'une blennorrhagie. Je constate, par l'examen au spéculum, une vaginite granuleuse qui paraît exister depuis longtemps déjà, et une ulcération superficielle du col utérin légèrement engorgé, et lui-même le siége aussi de quelques granulations non ulcérées. En examinant attentivement l'urèthre, et en promenant le doigt sur toute son étendue, je fais sourdre du muco-pus en assez grande abondance. Craignant de m'en laisser imposer par la sécrétion vaginale, très abondante elle-même, quoique d'une autre nature, je recommençai l'examen le lendemain, et il me resta bien démontré que cette femme avait une uréthrite aiguë bien distincte de l'affection qu'elle sentait depuis trois mois. Je fis à cette malade successivement, à quelques jours d'intervalle, trois cautérisations du canal avec le nitrate d'argent solide ; je déterminai de vives douleurs, surtout la première et la dernière fois ; et, quinze jours après son entrée dans mes salles, il n'y avait plus de cuisson pendant l'émission de l'urine, l'écoulement uréthral était entièrement tari.

. Je traitai ensuite la vaginite granuleuse et l'ulcération du col par les moyens que je mets ordinairement en usage ; mais la guérison se fit longtemps attendre, car la malade ne sortit de l'hôpital que trois mois après.

« Les résultats heureux que j'ai obtenus (disais-je, dans le mémoire d'où j'extrais ces observations) du traitement abortif de l'uréthrite aiguë, alors même qu'elle vient compliquer une phlegmasie chronique des parties génitales, m'ont engagé à mettre ce traitement en usage dans les cas beaucoup plus fréquents d'uréthro-vaginite ; mais j'ai toujours vu alors l'inflammation et l'écoulement de l'urèthre, modifiés momentanément par le caustique, reparaître aussitôt après la chute des eschares, quoique la cautérisation fût faite à plusieurs reprises. Mais toutes les fois que l'inflammation aiguë est bornée à l'urèthre, il est indiqué de la combattre comme je le conseille, surtout si l'on ne perd pas de vue cette circonstance qu'il n'est pas très rare de voir des femmes affectées de phlegmasies aiguës de la vulve, du vagin ou du col utérin, ne rien communiquer par le coït, tandis que je ne connais pas de cas dans lequel l'uréthrite n'a pas été contagieuse ; résultant toujours chez la femme qui en est atteinte du rapprochement avec un individu affecté lui-même de blennorrhagie aiguë, ce symptôme donne toujours lieu par le contact immédiat à la blennorrhagie. Aussi le traitement au début par la cautérisation n'est plus seulement avantageux comme abortif, il tient encore essentiellement à la prophylaxie. »

Il n'a pas, du reste, les mêmes inconvénients que chez l'homme où il détermine quelquefois des inflammations épouvantables, ainsi que je vous l'ai déjà fait remarquer. Tout ce qu'on peut dire, c'est que les douleurs occasionnées par le caustique sont toujours assez vives et que, même dans certains cas que j'ai observés, ces douleurs ont persisté fort longtemps après la disparition de l'écoulement.

Toutefois, si ce traitement répugne trop à vos malades, et s'il vous faut renoncer à la méthode abortive, vous avez encore à votre disposition un moyen excellent, je veux parler des antiblennorrhagiques à l'intérieur, le cubèbe ou le copahu; que vous m'avez vu du reste employer souvent concurremment avec la cautérisation. Ici comme chez l'homme, la modification qu'ils impriment à l'urine se fait sentir d'une manière très heureuse sur toute l'étendue de la muqueuse uréthrale.

Quant aux injections dans l'urèthre, qui vous ont été d'un si grand secours contre la blennorrhagie de l'homme, elles sont tout à fait impossibles chez la femme, à cause de la brièveté du canal urinaire qui laisserait passer en entier dans la vessie le liquide modificateur, et ne pourrait pas, par conséquent, en subir d'une manière fructueuse la bonne influence.

Je pressens que cette proposition peut ne pas vous paraître parfaitement exacte, puisque c'est le passage à travers l'urèthre de l'urine modifiée par les balsamiques qui amène, chez la femme comme chez l'homme, la guérison de l'uréthrite, ainsi que je vous en ai donné la preuve à propos de l'emploi du cubèbe et du copahu dans le traitement de la blennorrhagie. Mais je vous ferai remarquer qu'il y a une grande différence entre l'influence presque instantanée d'une injection qui ne touche certainement pas toute l'étendue de la muqueuse et la distension prolongée du canal par l'acte de la miction. Ces injections, d'ailleurs, en supposant qu'elles aient de l'action, seraient peu praticables, puisqu'elles ne pourraient pas être faites par les malades elles-mêmes.

FIN

MÉMORIAL THÉRAPEUTIQUE.

TRAITEMENT

DES AFFECTIONS BLENNORRHAGIQUES DE L'HOMME.

Moyens prophylactiques contre la blennorrhagie.

Uriner immédiatement ; lavages de toute la verge (fourreau, couronne du gland, méat et frein), à l'eau simple ou avec les solutions suivantes :

> Sous-acétate de plomb liquide. . . . . 5 gram.
> Eau commune. . . . . 1 litre.

> Ou Vinaigre aromatique. . . . une cuillerée à café.
> Eau simple. . . . . 1 verre.

> Ou Eau de lavande. . . . . 10 à 12 gouttes.
> Eau. . . . . 1 verre.

Se bien garder de toutes les injections, quelles qu'elles soient.

Blennorrhagie au début.

Ne pas compter sur les injections abortives.

S'il y a peu de douleur et peu d'écoulement, immédiatement les balsamiques à hautes doses selon les formules indiquées plus loin. Aucunes injections, ni bains, ni tisanes ; repos, régime sévère ; continuer les balsamiques pendant huit à dix jours après la disparition de l'écoulement, en diminuant graduellement les doses.

*Si la douleur est très vive et les symptômes inflam-
matoires très prononcés*, pas de balsamiques ; repos absolu
de l'organe, s'abstenir de tout coït ; éviter les marches
forcées, les promenades en voiture et à cheval ; coucher
sur un lit peu moelleux ; ni thé, ni café, ni bière, ni vin
blanc ; eau rougie aux repas, aucuns mets excitants.

Tisanes émollientes abondantes, eau de lin, chiendent,
coco, eau sucrée ou eau édulcorée avec les sirops d'orgeat,
groseille, cerise, capillaire, gomme.

Bains entiers, peu chauds et prolongés ; ni bains de siége,
ni bains locaux tièdes ; se garder des cataplasmes sur la
verge. Lotions froides de la verge avec de l'eau simple ou
légèrement saturnée ; entretenir le ventre libre par des
purgatifs légers (huile de ricin, eau de Sedlitz) ; si les
symptômes inflammatoires persistent, d'emblée quinze à
vingt sangsues au périnée et non sur la verge.

Contre la douleur. — Compresses laudanisées (vingt
à trente gouttes) ou imbibées d'huile camphrée ou tout
simplement d'eau froide. A l'intérieur :

Conserve de roses. . . . . }
Camphre. . . . . } aa 5 gram.

F. 15 pilules. — 1 à 3 par jour.

Ou Camphre. . . . . }
Thridace. . . . . } aa 3 gram.

F. 20 pilules. — 5 à 6 par jour.

Ou Extrait d'opium. . . . . 20 centig.
Camphre. . . . . 1 gram.

Pour 10 pilules. — 2 à 3 par jour.

Ou Eau distillée de laitue. . . . . 120 gram.
Teinture de digitale. . . . . 10 à 15 gouttes.
Sirop de gomme. . . . . 30 gram.

A prendre cette potion par cuillerées dans les vingt-quatre heures.

>   Ou Émulsion sucrée . . . .   120 gram.
>   Camphre . . . .   20 cent.
>   Sirop de sulfate de morphine. . . . . . .   30 gram.
>   Par cuillerées toutes les heures.

Si ces préparations ne sont pas supportées par l'estomac donner le lavement suivant :

>   Camphre. . . . .   60 centigr.
>   Jaune d'œuf. . . . .   n° 1.
>   Décoction de guimauve. . . . .   250 gram.

Une fois la douleur passée et l'inflammation calmée, cesser les bains et les tisanes émollientes, aborder les balsamiques que l'on fait quelquefois précéder pendant deux ou trois jours d'eau édulcorée avec du sirop de Tolu ou du sirop de bourgeons de sapins.

Les balsamiques doivent être donnés d'emblée à haute dose. Les préparations les plus usitées sont :

>   Cubèbe en poudre . . . . . 20 à 30 gram.

En trois doses, prises dans du pain azyme ou délayées dans un demi-verre d'eau simple.

>   *Opiat antiblennorrhagique.*

>   Copahu. . . . .   20 gram.
>   Cubèbe. . . . . ,   40
>   Essence de menthe. . . . . , . . q. s.

20 à 30 grammes par jour dans du pain à chanter.

>   *Copahu solidifié.*

>   Baume de copahu. . . . .   500 gram.
>   Magnésie calcinée. . . . .,   30

10 à 20 gram. dans du pain à chanter en trois fois.

Potion de Chopart.

Baume de copahu. . . . . ⎫
Alcool rectifié. . . . . ⎪
Sirop de Tolu. . . . . ⎬ aa 60 gram.
Eau de menthe . . . . ⎪
— de fleur d'oranger . . . . . . ⎭
Alcool nitrique. . . . . 8 gram.

Trois ou quatre cuillerées par jour en deux ou trois fois.

Émulsion de copahu.

Baume de copahu. . . . . 20 gram.
Gomme arabique 10
Eau de fleur d'oranger. . . . ⎫
Eau de laitue . . . . ⎬ aa 30 gram.
Sirop de pavot blanc. . . . . ⎭

Trois à six cuillerées par jour en trois fois.

Capsules Mothes, capsules Raquin, dragées au copahu, quinze à trente par jour.

Pour empêcher les troubles digestifs (diarrhée, vomissements), on mélange aux poudres, opiats et potions balsamiques, l'opium, le ratanhia, le cachou et l'alun.

Ainsi :

Poudre.

Cubèbe en poudre. . . . . 30 gram.
Alun pulvérisé. . . . . 1 à 2 gram.

Potion.

Baume de copahu. . . . . 20 gram.
Jaune d'œuf. . . . . n° 1.
Extrait de ratanhia. . . . . 5 gram.
Eau distillée . . . . 30 gram.
Essence de menthe. . . . . q. s.

A prendre en deux ou trois jours.

Opiat antiblennorrhagique (J. Beyran).

Cubèbe . . . . 360 gram.
Copahu. 420
Magnésie calcinée. 30
Alun 40
Cachou 60
Camphre 10
Opium brut. 3
Essence de roses ou de menthe. 20 gouttes.

F. s. a. un opiat. Une à deux cuillerées à café par jour dans du pain azyme, après le repas.

Si, *malgré ces précautions*, les troubles digestifs continuent, suspendre l'administration des balsamiques par la bouche et recourir aux lavements.

Lavement de cubèbe.

Poivre cubèbe. . . . . . . 24 gram.
Suspendez dans :
Eau de guimauve. . . . . 180 gram.
Garder ce lavement.

Lavement de copahu.

Copahu. . . . . 5 gram.
Jaune d'œuf. . . . . n° 1.
Extrait gommeux d'opium . . . 5 centig.
Eau . . . . 200 gram.

Lavement de copahu.

Copahu . . . . 15 gram.
Jaune d'œuf. . . . . n° 1.
Mêlez et ajoutez peu à peu :
Décoction de guimauve . . . . 300 gram.
Laudanum de Sydenham 1

Lavement calmant au copahu.

Copahu . . . . 20 gram.
Camphre. . . . . 60 centigr.
Jaune d'œuf. . . . . n° 1.
Eau . . . . 250 gram.

L'écoulement étant disparu entièrement, il faudra néanmoins continuer les balsamiques pendant quelques jours en diminuant graduellement les doses. A la fin du traitement on pourra même les remplacer par la térébenthine.

Térébenthine cuite. . . . . . . 2 gram.

Diviser en 10 pilules. — A prendre les 10 dans la journée. On peut aller jusqu'à 20 et 30 pilules.

Émulsion térébenthinée.

Térébenthine des Vosges . . . . 50 gram.
Jaune d'œuf. . . . . n° 1.
Eau de menthe. . . . . 400 gram.

Trois cuillerées le matin et trois le soir dans un verre d'eau sucrée.

Électuaire térébenthiné.

Térébenthine . . . . 5 gram.
Essence de menthe. . . . . 30 cent.
Carbonate de magnésie . . . . q. s.

Mêlez dans un mortier. — Trois fois par jour gros comme une noisette.

Pilules de térébenthine.

Térébenthine. . . . . 20 gram.
Poudre de rhubarbe. 10
— de réglisse. . . . . q. s.

F. s. a. des pilules de 20 centigr. — Une toutes les heures.

La blennorrhagie pourra ainsi se guérir sans qu'il soit

besoin d'employer les injections, mais si l'écoulement a
de la tendance à se prolonger sous forme chronique, il faut
avoir recours à celles-ci sans retard, car, autant elles étaient
sensibles dans la période aiguë, autant elles seront salutaires à la fin. Il faut avoir soin néanmoins de ne pas faire
usage d'injections trop irritantes, qui ramèneraient l'écoulement; les plus convenables sont les suivantes :

        Sulfate de zinc. . . . .   1 gram.
        Sous-acétate de plomb.   1
        Eau. 250
Faire deux injections par jour.

        Nitrate d'argent . . . .   2 à 5 centigr.
        Eau . . . .   30 gram.
Une injection par jour.

        Sous-nitrate de bismuth. . . . . 10 à 30 gram.
        Eau distillée. 125
Agiter avant de s'en servir.

Cette injection agit surtout par le dépôt qui se fait sur
la muqueuse et qui isole les surfaces.

Les injections suivantes seront principalement recommandées dans les écoulements chroniques, mais il faut se
rappeler que ces chaudepisses intarissables sont quelquefois le fait d'un traitement mal suivi, et que c'est par une
thérapeutique régulière par conséquent, et une persévé-
rance bien entendue, que l'on doit espérer guérir.

        Alun . . . .   2 à 4 gram.
        Eau. 125

        Tannin. . . . .   50 cent.
        Eau . . . .   30 gram.

        Vin rouge du midi. . . . . 40 à 50 gram.
        Eau de roses . . . . 100 gram.

> Protoiodure de fer . . . . 2 à 4 gram.
> Eau distillée . . . . 200 gram.

> Perchlorure de fer . . . . . . 1 à 2 gram.
> Eau distillée . . . . 200 gram.

> Sublimé. . . . . 5 centig.
> Eau distillée. . . . . 30 gram.

> Sulfate de cuivre. . . . 50 cent. à 1 gr.
> Eau commune. . . . . 250 gram.

> Extrait de ratanhia. . . . . . . 2 à 6 gram.
> Eau . . . . 200 gram.

Si l'écoulement résiste à tous ces moyens, on sera en droit de s'adresser aux bougies de cire ou de gomme que l'on introduira doucement dans le canal. Elles amènent très souvent une modification heureuse. Si leur propre action est insuffisante, on pourra les enduire de différentes pommades, telles que :

> Nitrate d'argent. . . . . 4 gram.
> Axonge. 30
> Laisser séjourner dans le canal une ou deux minutes.

> Iodure de potassium. . . . . 4 gram.
> Axonge. 30
> Même indication.

> Extrait de belladone. . . . . . . 4 à 5 gram.
> Axonge. . . . . 30 gram.
> On peut prolonger le contact plus longtemps.

L'onguent mercuriel s'emploiera dans les mêmes conditions, puis on passera à la cautérisation directe avec un porte-caustique et aux vésicatoires au périnée. Recommander le coït modéré et administrer les toniques sous toutes les formes.

TRAITEMENT DE L'ORCHITE.

Orchite légère.

Repos au lit, bains entiers, boissons délayantes, les mêmes que celles recommandées pour la chaudepisse, cataplasmes sur les bourses, onguent napolitain à la fin.

Orchite intense avec épanchement dans la vaginale et embarras gastrique.

Immédiatement six à huit mouchetures sur le scrotum, bains entiers, cataplasmes laudanisés et l'éméto-cathartique suivant :

Sulfate de soude.	40 à 50 gram.
Tartre stibié.	5 à 10 cent.

A prendre dans du bouillon aux herbes.

Si l'état aigu se prolonge, appliquer sur le cordon et non sur les bourses, quinze à vingt sangsues.

Orchite chronique.

Onguent mercuriel ou la pommade suivante :

Iodure de plomb.	4 gram.
Iodure de potassium.	2
Axonge	30

Vésicatoire et en même temps à l'intérieur la solution suivante :

Iodure de potassium	20 gram.
Eau distillée.	500

Une à trois cuillerées à bouche par jour.

TRAITEMENT DE LA CYSTITE.

Moyens prophylactiques.

Éviter les fatigues et les excès pendant le cours de la blennorrhagie et surtout les modificateurs énergiques de la muqueuse uréthrale pendant la période aiguë.

Cystite déclarée. — Sangsues au périnée ou à l'hypogastre, bains tièdes prolongés, cataplasmes laudanisés ou belladonés, légers laxatifs, éviter l'aloès, boissons rafraîchissantes en petite quantité. Comme calmants, lavements laudanisés et camphrés; éviter les vésicatoires.

Cystite chronique. — Balsamiques, térébenthine, onctions stibiées ou avec l'huile de croton sur l'hypogastre, quelquefois vésicatoires, eaux de Vichy, de Contrexéville, de Balaruc. Bains alcalins ou sulfureux.

TRAITEMENT DE LA PROSTATITE.

Prophylaxie. — Mêmes précautions que pour la cystite.

Prostatite déclarée. — Saignée générale, sangsues en grand nombre au périnée, purgatifs légers, bains généraux, cataplasmes, boissons délayantes, mais insister surtout sur les émissions sanguines, ouvrir les abcès de bonne heure.

TRAITEMENT DE L'ARTHRITE BLENNORRHAGIQUE.

Tarir d'abord l'écoulement, cause première de la maladie, être sobre d'émissions sanguines, vésicatoires volants à plusieurs reprises, puis tisanes et potions diurétiques, telles que les suivantes :

Tisane diurétique.

Chiendent.	1000 gram.
Nitrate de potasse.	6 à 15 gram.

Potion diurétique.

    Julep gommeux. . . . . 120 gram.
    Teinture de colchique   2
    Sirop simple.   30

TRAITEMENT DE L'OPHTHALMIE BLENNORRHAGIQUE.

Ophthalmie ordinaire. — Saignées énergiques, une, deux ou trois, sangsues aux tempes en grand nombre, drastiques, cautérisation avec le crayon de nitrate d'argent ou avec une solution concentrée :

    Nitrate d'argent. . . . . 10 gram.
    Eau. . . . .   20 à 30 gram.

Irrigations froides, exciser le chémosis, vésicatoires volants au front, aux tempes et à la nuque et même séton; narcotiques à haute dose.

Inflammation de la membrane de Descemet. — Quelques sangsues aux tempes, légers purgatifs, compresses résolutives sur les paupières, vésicatoires volants au front et à la nuque.

TRAITEMENT DE LA BALANOPOSTHITE.

Balanoposthite légère.—Soins de propreté, bains locaux émollients, linge fin, charpie, poudre de riz ou d'amidon entre le gland et le prépuce, cautérisation des ulcérations avec le crayon dé nitrate d'argent ou avec la solution suivante :

    Nitrate d'argent. . . . . 10 à 50 cent.
    Eau distillée. . . . . 100 gram.

Balanoposthite intense. — Sangsues aux aines, boissons rafraîchissantes, bains généraux, purgatifs, bains locaux émollients de guimauve, de morelle, de lin, de pavot, injections intra-préputiales de même nature. Une fois l'inflammation passée, eau fraîche, vin aromatique, solution très légère d'alun, eau de chaux, rejeter l'extrait de Saturne; s'il y a tendance à la gangrène, circoncision.

TRAITEMENT DES AFFECTIONS BLENNORRHAGIQUES DE LA FEMME.

Vulvite. — Bains généraux et lotions émollientes, isolement des surfaces avec un corps gras et un linge fin; rejeter le traitement abortif, marcher le moins possible, plus tard tous les astringents et surtout les solutions suivantes :

> Alun. . . . . 10 gram.
> Eau. 500

> Nitrate d'argent . . . . 2 gram.
> Eau. 500

Irrigations froides, cautériser l'orifice des follicules ulcérés avec le nitrate d'argent, ouvrir de bonne heure les abcès de la glande de Bartholin et des grandes lèvres.

Vaginite. — Pas de traitement abortif, d'abord les anti-phlogistiques, bains généraux, injections adoucissantes répétées fréquemment, cataplasmes sur le ventre, repos, lavements émollients et laudanisés. Dans quelques circonstances une injection ou plusieurs avec une solution légère de nitrate d'argent, puis tous les astringents et surtout la solution d'alun précédemment indiquée, tamponnement avec du coton ou de la charpie imbibée de tous les liquides astringents déjà énumérés ou du mélange suivant :

> Glycérine. . . . . 8 parties.
> Tannin. 1

Ulcérations du col. — Poudre d'alun, solution concentrée de nitrate d'argent avec un pinceau, crayons de nitrate d'argent, acides nitrique, chlorhydrique, nitrate acide de mercure, teinture d'iode, fer rouge.

Ovarite. — Repos, antiphlogistiques, résolutifs.

Uréthrite. — Le traitement abortif est rationnel; concurremment bols de copahu et de cubèbe.

Copahu . . . . }
Cubèbe . . . . } aa 50 gram.
Carbonate de magnésie . . . . q. s.

Faire 100 bols. — Six par jour.

TABLE DES MATIÈRES

DEUXIÈME PARTIE.

De la blennorrhagie chez la femme.

www.ingramcontent.com/pod-product-compliance
Lightning Source LLC
LaVergne TN
LVHW020119060726
842526LV00004B/1182